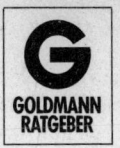

**GOLDMANN
RATGEBER**

W0011963

Schwester Bernardine, die »Kräuterschwester« aus dem Elsaß, ist mit ihren Rezepten seit dem ZDF-Magazin »Mosaik« weit über ihre Heimat hinaus bekannt. Täglich erreichen sie Hilferufe aus ganz Frankreich und allen deutschsprachigen Ländern.

Sie verordnet Zwiebelschalentee gegen Grippe, Tannenspitzensirup gegen Husten, eine Mischung aus Schafgarbe, Orangenblüten, Baldrian, Anis und Minze gegen Schlaflosigkeit, einen Tee aus Arnika, Brennesselblättern, Rosmarin, Seifenwurzel, Schafgarbe und Wegtritt gegen Kreislaufstörungen, um nur ein paar Rezepte zu nennen.

Aber ihre Rezepte beschränken sich nicht nur auf Krankheiten, sie hat auch noch einen großen Vorrat an Mitteln für die Schönheitspflege. Schließlich weiß sie, wie man Beeren- und Kräuterliköre herstellt, die gegen Völlegefühl und andere Unpäßlichkeiten Wunder wirken und das Wohlbefinden steigern können. Kurzum, ihre Rezepte sind vor allem hilfreich bei vielen kleinen Alltagsbeschwerden, die auch den Kerngesunden einmal widerfahren können.

Schwester Bernardines Rezepte sind für jedermann anzuwenden: »Sie brauchen die Heilpflanzen, die in meinem Buch vorkommen, nicht selbst zu sammeln und zu trocknen. Sie bekommen sie in jeder Apotheke und in Spezialgeschäften und haben dabei die Gewißheit, daß es sich dann um ausgesuchtes Pflanzenmaterial handelt, Sie also eine Qualität erzielen, die der Laie erst nach jahrelangen Erfahrungen erreicht«, bemerkt die Franziskanerin Bernardine.

Schwester Bernardines Heilkräuterbuch

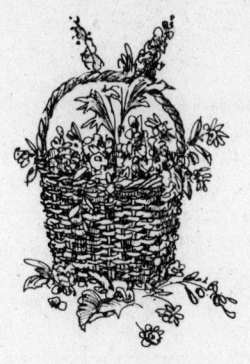

GOLDMANN VERLAG

Made in Germany · 6/87 · 1. Auflage
Genehmigte Taschenbuchausgabe
© 1980 Mosaik Verlag GmbH, München
Umschlaggestaltung: Design Team München
Umschlagbild: Wilfried Becker, München
Druck: Elsnerdruck, Berlin
Verlagsnummer: 10376
UK/Herstellung: Heidrun Nawrot
ISBN 3-442-10376-2

Inhalt

Körper- und Schönheitspflege 98

Schwester Bernardines
Leib- und Seelentröster 113

Kräuter selbst sammeln und trocknen 123

Wie es zu diesem Buch kam

Ein Drittel ihres Lebens verbringt die Franziskanerin Bernardine nun schon als Gemeindeschwester. Sie ist 78 Jahre alt und lebt in Einklang mit allem, was sie umgibt, mit der Natur, mit den Menschen, auch mit dem Schicksal. Im elsässischen Wingen hat sie ihre karge Wohnung im Obergeschoß des Schulhauses. Den wenigsten Raum braucht sie für sich selbst, den meisten für die Kräuter, die sie sammelt, trocknet, mischt und nutzt für ihre tägliche Arbeit, die Krankenpflege.

Jeder im Dorf kennt Schwester Bernardine, und sie kennt jeden. Doch ist ihr Wirkungsbereich nicht auf dieses Gemeinwesen beschränkt, weist er weit darüber hinaus nach Frankreich, in die Schweiz, nach Deutschland. Und er wurde noch größer, als die bescheidene Ordensfrau durch die ZDF-Reihe »Mosaik« Zuschauer von den Alpen bis zur Nordsee ansprach. Nach jedem Programm mit ihr kamen Hunderte, Tausende von Anfragen nach ihren Rezepturen, die stets einzeln beantwortet werden mußten. Jetzt kann man die Auskünfte gesammelt schwarz auf weiß nachlesen in »Schwester Bernardines Heilkräuterbuch«.

Schon beim ersten vorbereitenden Gespräch für die Filmaufnahmen wurde uns bewußt, wie sehr allein die zuversichtliche Heiterkeit, die die betagte Franziskanerin ausstrahlt, als Medizin wirkt. Schwester Bernardine dosiert ihren Rat so sorgfältig wie ihre Kräutertees und -tinkturen. Sie pfuscht weder dem lieben Gott noch dem Doktor ins Handwerk. Sie weiß um ihre Möglichkeiten ebenso wie um ihre Grenzen. In ihrem Sprachschatz sind ungewohnte Wendungen nicht selten. Sie sagt »Gott befohlen« und »Ich bete für euch«. Das sind keine leeren Formeln. Sie meint es wirklich so; sie tut es auch – sich in Gedanken stets mit den Betroffenen und ihren Anliegen beschäftigend.

Schon als kleines Mädchen ist Bernardine, durch den Großvater angeleitet, mit der »großen Apotheke Gottes«, den Heilkräften der Natur, vertraut geworden. Später, als sie im Kloster von Marmoutier zur Krankenschwester ausgebildet wurde, konnte sie sich dort in die Arzneikunde vertiefen, die Generationen von Mönchen und Nonnen betrieben und überliefert hatten.

Bis heute steht Schwester Bernardine unverdrossen mit wachem Verstand in ihrem Beruf, obwohl sie längst berechtigt wäre, sich sozusagen aufs Altenteil zurückzuziehen. Mit Güte und Fröhlichkeit bewältigt sie den oft beschwerlichen Alltag. Sie hat die Kraft zum Mitfreuen und Mitleiden. Sie liebt die Menschen um ihrer Stär-

ken und um ihrer Schwächen willen. So ist sie
auch bereit, bittere Medizin als Kräuterlikör zu
versüßen oder den Wein als Heilmittel nicht nur
tropfenweise zu verordnen. »Alles zu seiner
Zeit«, versteht sich. Und so kann es auch an der
Zeit sein, Hilfen zu bieten gegen Haarausfall
oder Faltenbildung. Schwester Bernardine weiß,
was alles zusammenspielen muß, um Wohlbefinden zu erzeugen.

Was immer sie anwendet, es ist erprobt, zum
Teil auch selbst erfahren, denn die Krankenschwester ist von Krankheit nicht verschont ge-
blieben. Aber niedergeschrieben hat sie nur wenig; dazu reichte die Zeit nicht. Und deshalb war
sie ohne Zögern zur Mitarbeit bereit, als wir ihr
vorschlugen, diese Aufzeichnungen zu machen,
zu »verbuchen«, wann, wo und wie welche Mittel heilen oder doch lindern. So kam es denn zu
einer ebenso fröhlichen wie ergiebigen Kräuter-
Klausur und letztlich zu diesem Buch.

Ob sie stolz ist auf ihr Buch? Schwester Bernardine antwortet verschmitzt: »Ich hoffe, es ist
kein Stolz im Sinne von Hoffart. Aber eine
große Freude ist es ganz gewiß.«

Ingeborg Thomé
Leiterin der ZDF-Sendereihe »Mosaik«

Lieber Leser!

Ein Leben lang konnte ich die Heilkraft bewundern, die uns die Natur mit ihren Pflanzen beschert. Und dennoch möchte ich Ihnen zu Beginn dieses Buches eindringlich ans Herz legen: Kräuterrezepte können den Arzt nicht ersetzen! Sicherlich ist im großen Garten der Schöpfung gegen fast jede Krankheit ein Kraut gewachsen. Aber nur der Arzt kann feststellen, welche Krankheit hinter welchen Symptomen steckt. Und nur er kann entscheiden, welche Behandlung im Einzelfall angebracht ist. Die Heilkräuterrezepte können die ärztlichen Maßnahmen als Begleittherapie unterstützen. Sie können bei chronischen Leiden Erleichterung und Linderung verschaffen. Und vor allem sind sie hilfreich bei vielen kleinen Alltagsbeschwerden, die auch den Kerngesunden mal befallen können.
Sie brauchen die Heilpflanzen, die in diesem Buch vorkommen, nicht selbst zu sammeln und zu trocknen. Sie bekommen sie in jeder Apotheke und in Spezialgeschäften und haben dabei die Gewißheit, daß es sich dann um ausgesuch-

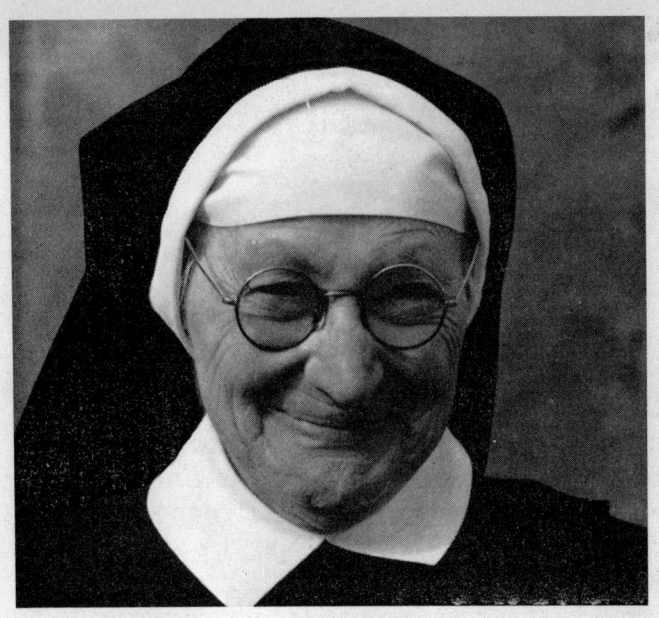

tes, einwandfreies Pflanzenmaterial handelt, Sie
also eine Qualität erhalten, die der Laie erst
nach jahrelangen Erfahrungen erreicht. Wer sich
trotzdem für das Sammeln und Trocknen inter-
essiert, findet in einem besonderen Kapitel einige
wichtige Hinweise. Aber eigentlich wäre dies ein
Thema für ein weiteres Büchlein.

Gute Gesundheit wünscht Ihnen

Schwester Bernardine.

Was Sie über die Zubereitung wissen müssen

Die Herstellung der verschiedenen Kräuteranwendungen ist bei jedem Rezept genau beschrieben. Hier ein paar *Grundregeln des Umgangs mit Heilkräutern.* Die Hauptzubereitungsarten sind:

Aufguß: Zuerst kommen die Kräuter ins Gefäß. Dann wird kochendes Wasser drübergegossen. Zudecken und – wenn nicht anders angegeben – 10–15 Minuten ziehen lassen. Dabei öfter umrühren. Nach dem Ziehen wird der Aufguß abgeseiht. Man nimmt dazu ein *Haarsieb, ein sauberes Mull- oder Gazetuch.*

Abkochung: Man unterscheidet hier *zwei Arten.* Entweder werden die Pflanzenteile *in kochendes Wasser geworfen* und dann die angegebene Zeit lang bei kleiner Hitze »abgekocht«. Man nimmt den Topf dann vom Feuer, läßt etwa 15 Minuten auskühlen und seiht wie beim Auszug ab. Oder die Pflanzenteile werden in kaltem Wasser aufgesetzt und *langsam zum Kochen gebracht.* Wenn nichts anderes angegeben ist, 2–3 Minuten kochen und 5 Minuten ziehen lassen. Dann abseihen. Dem Aufkochen in kaltem Wasser gebe ich meistens den Vorzug, denn ich glaube, die Wirkstoffe entfalten sich so am besten.

Kaltauszug: Hierbei ziehen die Pflanzendrogen in der angegebenen Flüssigkeit (Wasser, Wein oder Alkohol), die Zimmertemperatur hat, längere Zeit in einem fest verschlossenen Glas aus. Danach wird ebenfalls filtriert.

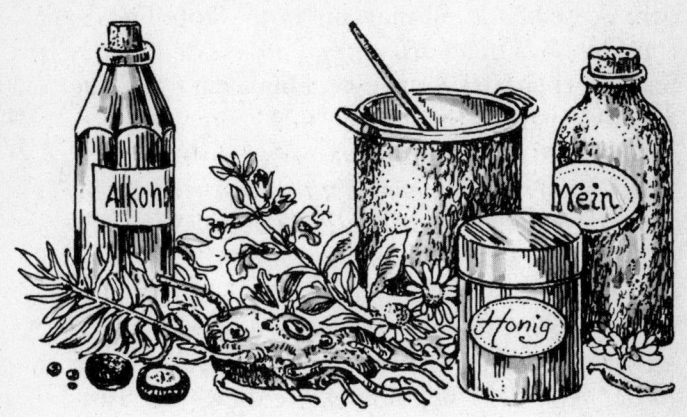

Sirup gehört
in dunkle Flaschen

Für *Sirup* werden die Pflanzen mit so viel Wasser gekocht, wie sie »schlucken« können. Man filtert dann den Extrakt und fügt Zucker oder Honig hinzu. Eventuell muß der Saft danach noch mal gekocht werden. Sirup muß in gut verschlossenen *dunklen Flaschen aufbewahrt* werden. Er ist dann längere Zeit haltbar.

Jeden Tag schütteln!

Für *Tinkturen* werden *frisch gepflückte* Kräuter mit Alkohol angesetzt. Im Gegensatz zu selbsthergestellten Kräuterlikören und -weinen dürfen sie nicht der Sonne ausgesetzt werden, sondern sollen nur an einem warmen Ort stehen. Das Gefäß muß jeden Tag geschüttelt werden. Nach dem Abseihen kann man die mit Alkohol getränkten Kräuter *noch einmal auspressen*, den Saft zugeben, das Ganze nochmals ein paar Tage zum Absetzen stehen lassen und dann erneut durchfiltern. Achtung: *Tinkturen werden in der Regel äusserlich angewendet und dürfen immer nur tropfenweise – auf Zucker oder in Wasser – eingenommen werden!* Halten Sie sich genau an die angegebene Menge!
Grundsätzlich gilt aber: Äußere Anwendungen dürfen nicht eingenommen werden!
In der Apotheke bekommen Sie die gewünschten Pflanzenteile gebrauchsfertig. Wenn Sie selbstgetrocknete Heilkräuter verwenden, müssen Sie die Ingredienzen *vor der Zubereitung* entsprechend *zerschneiden oder zerbröseln*.

Heilkräuter dürfen niemals in Metallgefäßen zubereitet werden. Am besten eignet sich Porzellan oder Keramik (mit bleifreier Glasur!).
Heilkräutertee sollte man möglichst vor der Einnahme *frisch zubereiten*, ob nun als Aufguß oder als Abkochung. In der kühlen Jahreszeit kann man aber, um Arbeit zu sparen, auch die Tagesration auf einmal zubereiten. Wichtig ist, den

Rest zugedeckt und nicht zu warm aufzubewahren. Wird der Tee warm getrunken, kann er auch *aufgewärmt* (aber nicht aufgekocht!) werden, am besten in einem Wasserbad. Soll man je eine Tasse morgens nüchtern und abends vor dem Schlafengehen trinken, kann es zweckmäßig sein, den Tee abends zuzubereiten und eine Tasse für den Morgen aufzubewahren. In der heißen Jahreszeit ist jedoch davon abzuraten.

Dosierung beachten!

Bitte beherzigen Sie meinen Rat und *nehmen Sie niemals stärkere Dosierungen* oder größere Trinkmengen als vorgeschrieben. Ein Tee wird dadurch nicht wirksamer, daß man ihn doppelt so stark macht oder die doppelte Menge trinkt, im Gegenteil. Die in diesem Buch empfohlenen Trinkmengen beziehen sich im übrigen auf Erwachsene.

Für Kinder gilt:
2–5 Jahre: $1/4$ der angegebenen Menge.
6–10 Jahre: $1/3$ der angegebenen Menge.
11–14 Jahre: $1/2$ der angegebenen Menge.
15–18 Jahre: $2/3$ der angegebenen Menge.

Werdende Mütter sollten es mit Heilkräutern ebenso wie mit Medikamenten halten: *Vor einer Anwendung immer den Arzt fragen! Denn manche Heilpflanzen können abtreibend wirken!* Manche Heilkräutertees schmecken nicht sehr angenehm – schließlich handelt es sich ja auch um Medizin. Man kann den Tee dann *mit Honig oder Süßstoff* etwas süßen oder den Geschmack mit ein wenig Zitrone verbessern oder auch, wenn man mag, ein paar Pfefferminzblätter zu den Kräutern geben.

Weil sie bei meinen Vorschlägen immer wieder vorkommen, habe ich die folgenden *drei Standardrezepte* an den Anfang der Rezepturen gesetzt: Die Arnikatinktur, die Baldriantinktur und die Wachholderbeerkur.

Arnikatinktur

Dieses altbewährte Mittel kann man in der Apotheke kaufen oder auch selbst herstellen. Dazu schüttet man eine Handvoll frische Arnikablüten mit $1/2$ l Branntwein (40–50%) in ein Glas, das man festverschlossen an einen warmen Ort stellt. Einen Monat lang ziehen lassen, eher noch etwas länger. Dann abseihen.

Arnika hemmt

Entzündung

Arnikatinktur wird *äußerlich angewandt*, in einigen Fällen auch innerlich, wobei die Tropfen mit einem Stückchen Würfelzucker genommen werden. Sie wirkt allgemein *schmerzlindernd und entzündungshemmend*. Besonders bewährt hat sie sich zum Gurgeln bei Entzündungen des Zahnfleisches und der Mundhöhle, bei Heiserkeit und Mandelentzündungen. Sie wirkt aber auch anregend auf Herz, Magen, Darm und Blase.

Wichtig: *Nie mehr als die vorgeschriebene Dosis nehmen!* Bei zu starker Anwendung kann es zu Vergiftungserscheinungen kommen.
Die oben beschriebene, selbsthergestellte Tinktur ist im übrigen etwas schwächer als die in Apotheken erhältliche.

Baldriantinktur

Auch diese Tinktur kann man in der Apotheke kaufen, aber auch selbst herstellen:
200 g gewaschene und getrocknete Baldrianwurzeln werden kleingeschnitten und danach mit

Hilft gegen Nervosität

1 l Branntwein (40–50%) oder Traubenschnaps oder Obstschnaps in ein Glas gegeben, das gut verschlossen vier Wochen lang an einen warmen Ort gestellt wird. Nach dem Durchseihen in einer dunklen Flasche aufbewahren.

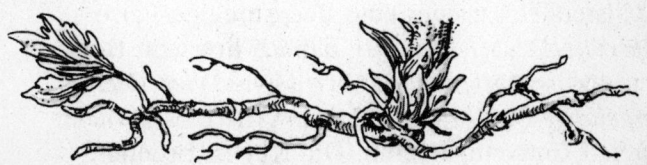

Baldrian ist ein wirksames Mittel gegen Nervosität und Schlaflosigkeit, gegen Kopfschmerzen, Migräne, bei Herzklopfen und Magenverstimmungen sowie *bei allen krampfartigen Beschwerden.* Da bei einer Überdosierung Vergiftungsgefahr besteht, muß man *die vorgeschriebene Dosis genau einhalten.* Im allgemeinen kann man 10–12 Tropfen auf ein Glas Wasser nehmen oder in eine Tasse schwarzen Tee.

Wacholderbeerkur

Diese einfache, schon von Pfarrer Kneipp empfohlene Kur hilft vor allen Dingen bei:
Arterienverkalkung
Blasenbeschwerden
Herzbeklemmungen
Kopfschmerzen
Nervosität
Nierenschmerzen

Die Beeren werden *nur gekaut, nicht geschluckt.* Nach dem Auskauen wird die Resthülle ausgespuckt. Am ersten Tag kaut man vier Beeren, am zweiten Tag fünf Beeren, am dritten Tag sechs Beeren und so fort, bis man bei fünfzehn Beeren angelangt ist. Dann nimmt man am nächsten Tag wieder eine Beere weniger, also vierzehn Beeren, am Tag danach dreizehn Beeren und so fort, *bis man wieder bei vier Beeren angelangt* ist. Nun steigert man die Dosis wieder bis auf fünfzehn Beeren. Die Kur ist beendet, wenn man die Prozedur »rauf und runter« viermal hintereinander vorgenommen hat. Dabei verteilt man natürlich die Beeren jeweils auf den ganzen Tag.

Damit man beim Zählen nicht durcheinanderkommt, empfehle ich, jeweils immer *die Ration für den nächsten Tag* schon beiseite zu legen.

Gewichts- und Maßangaben

Getrocknete Kräuter sind sehr leicht – Sie finden deshalb in den Rezepturen oft Grammangaben, für die die Skala einer normalen Küchenwaage nicht genau genug ist. Wer sich viel mit Kräuteranwendungen beschäftigt, sollte eine *Briefwaage* haben.

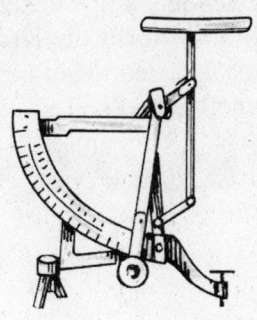

Man kann sich aber auch so behelfen:
Hat man nur eine Waage mit 10-Gramm-Einteilung, braucht aber eine Menge von 5 Gramm, wiegt man 10 Gramm ab und teilt die Menge in zwei gleiche Häufchen.

Außer den bekannten Gewichts- und Maßanga-
ben von Gramm und Liter erscheint bei meinen
Teemischungen auch oft die Bezeichnung
»*3 Finger voll*«. Damit ist gemeint: so viel, wie
man mit Daumen, Zeige- und Mittelfinger
fassen kann.

Die Maßangabe »*2 Finger voll*« entspricht einer
Prise, also so viel, wie man zwischen Daumen
und Zeigefinger nehmen kann.

»*1 Handvoll*« bezeichnet die Kräutermenge, die
man leicht gehäuft auf der nach oben offenen,
etwas gewölbt gehaltenen Handfläche unterbrin-
gen kann.

Ich habe diese jeder Hausfrau vertrauten Be-
zeichnungen mitverwendet, weil sie Zeit und
Aufwand sparen: Man braucht die Kräuter nicht
erst umständlich auszuwiegen. Man hat sie »im
Griff«, wenn es schnell gehen soll.

Welche Rezepturen helfen bei welchen Beschwerden?

Um dieses Buch so praktisch und nützlich wie möglich zu machen, sind die Rezepte und Vorschläge nach den Beschwerden und Leiden geordnet, für die sie heilsame oder lindernde Dienste leisten. Natürlich konnten nicht alle gesundheitlichen Störungen berücksichtigt werden, es galt, sich auf die verbreitetsten zu beschränken.

Auch die Rezeptsammlung auf den folgenden Seiten kann nur eine Auswahl aus der vielfältigen Apotheke der Natur sein. Denn die Zahl der heilkräftigen Pflanzen ist kaum zu überblicken, und die Möglichkeiten, sie miteinander zu kombinieren, sind fast unbegrenzt.

Bei den natürlichen Mitteln ist es genau wie bei pharmazeutischen Präparaten: Nicht jedes schlägt bei jedem gleich gut an. Auch bei Kräuteranwendungen muß man herausfinden, worauf man am besten anspricht. Das geht nicht von einem Tag auf den anderen, man muß Geduld haben. Um so größer ist die Freude, wenn man »sein« Mittel gefunden hat.

Appetitlosigkeit

Natürlich soll man eine Appetitlosigkeit, die als Begleiterscheinung einer Krankheit wie einer Magen- oder Darmerkrankung auftritt, nicht mit anregenden Mitteln bekämpfen. Denn hier hilft sich ja der Körper mit seiner Zurückhaltung im Essen selbst. Liegt aber keine solche Störung vor, kann man den schwachen Appetit oft wirksam mit *Kräutertees und anderen Mixturen beleben.*

Wermut regt den Appetit an

Tee gegen Appetitlosigkeit:
Wermutblüten 20 g,
Grapefruitschale (ungespritzt), geschnitten 40 g,
Enzianwurzel 20 g
werden durcheinandergemischt. Mit einem Eßlöffel dieser Mischung wird ein Aufguß von einem halben Liter kochendem Wasser gemacht. 15–20 Minuten ziehen lassen und abseihen. Eine Viertelstunde vor jeder Mahlzeit trinkt man etwa eine halbe Tasse.
Wermut ist ein großer *Appetitanreger.* Leider schmeckt er aber recht bitter. Vielleicht ist deshalb mein Wermutwein Nr. 2, dessen Zubereitung auf Seite 122 beschrieben wird, einem Tee vorzuziehen oder diese Kräuterauszüge: Johanniskrautlikör (S. 116), Salbeiwein Nr. 1 und 2 (S. 119 f.), Tausendgüldenkrautwein Nr. 1 und 2 (S. 120 f.). Läßt sich Appetitlosigkeit mit einfachen Mitteln nicht beheben, muß der Arzt untersuchen, ob eine ernsthafte Krankheit vorliegt.

Arterienverkalkung

Bei Arterienverkalkung, die selbstverständlich immer vom Arzt behandelt werden muß, empfehle ich als zusätzliche Maßnahme gern die Wacholderbeerkur (S. 18).

Knoblauch ist gesund

Sehr günstig wirkt sich auch *reichlicher Genuß von Knoblauch* aus. Man kann ihn frisch essen – zwei bis drei Zehen täglich müssen es schon sein. Wer das nicht fertigkriegt, macht sich statt dessen einen Extrakt. Drei Zwiebeln werden in einem Topf zu Brei gestampft, dann wird ein halber Liter Branntwein (Traubenschnaps, Korn, Gin) darübergegossen. Zugedeckt zwei Tage lang ziehen lassen. Von der durchgeseihten Flüssigkeit nimmt man mittags und abends vor der Mahlzeit fünfzehn Tropfen in einem Likörglas Wasser.
Als altes Volksmittel gilt auch *rohes Sauerkraut*. Am besten nimmt man es morgens nüchtern, 1-2 Eßlöffel, oder eine halbe Tasse Sauerkrautsaft.
Auch der Mistel wird eine günstige Beeinflussung der Abnützungskrankheiten wie der Arterienverkalkung oder der altersbedingten Herzschäden zugeschrieben. Hier ein Tee:
Je drei Finger voll *Mistel* und *Johanniskraut* werden mit einem halben Liter Wasser aufgebrüht. Ziehen lassen und abseihen. Zehn Tropfen *Arnikatinktur* (S. 16) werden hinzugesetzt. Diese Mixtur trinkt man tagsüber in kleinen Schlucken.

Arthrose

Auch bei diesem chronischen Leiden, bei dem vor allem die Gelenkknorpel erkranken und entarten, können Heilpflanzen, äußerlich und innerlich angewendet, mildernd wirken und den Krankheitsprozeß verlangsamen. Denn sie helfen, den Organismus zu entgiften und den *Stoffwechsel anzuregen.*

Mit Honig süßen

Kräuterauszug zur innerlichen Anwendung:
Große Klette, Wurzeln,
Primelblüten,
Eschenblätter,
Ackerschachtelhalm, Ästchen,
Baldrianwurzeln.
Eine Mischung aus jeweils 5 g dieser Ingredienzen läßt man 12 Stunden lang in einem Liter kaltem Wasser ziehen. Dann kocht man auf, läßt 5 Minuten kochen, eine Viertelstunde ziehen, seiht ab und süßt die Flüssigkeit mit Honig nach Geschmack. Man trinkt *dreimal täglich ein Glas* vor den Mahlzeiten.

Kräuterauszug zur äußerlichen Anwendung:
Rotbeerige Zaunrübe, Wurzeln 20 g,
Arnikablüten 10 g,
Scharfer Paprika, trockene Schoten 10 g
müssen acht Tage lang in 100 g denaturiertem (vergälltem) Alkohol, den man in der Apotheke bekommt, ziehen. Man mischt 1 Eßlöffel dieses

Aufgusses mit 2 Eßlöffel Wasser und reibt mit dieser Flüssigkeit die schmerzenden Gelenke zweimal täglich ein.

Achtung: *Die Rotbeerige Zaunrübe ist giftig* und sollte nur vom Arzt verschrieben werden!

Bei Arthrose: Sonnenbaden

Wer an Arthrose leidet, sollte sich viel bewegen und vor allem auch *oft der Sonne aussetzen*. Trockenbürsten-Massagen und Wechselduschen fördern die Durchblutung. Noch eins ist wichtig: *Gewicht halten!* Wer zu viel Pfunde mit sich herumschleppt, belastet die angegriffenen Gelenkknorpel noch stärker.

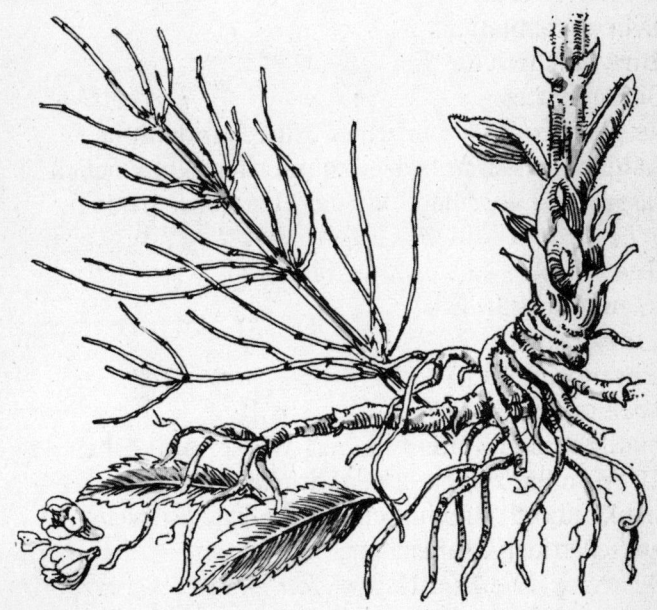

Asthma, Atemnot

Die folgenden Rezepte, die mithelfen sollen, den für Brochialasthma typischen *Anfällen von Atemnot* vorzubeugen, sind natürlich *auch bei chronischer Bronchitis hilfreich*, die ja auch oft von quälender Kurzatmigkeit begleitet wird.

Tee Nr. 1:
5 g Anissamen oder 5 g Königskerzenblüten (Wollblume) oder 5 g Salbeiblätter und -blüten in 1 l Wasser aufkochen lassen. Abseihen. Jeden Abend eine Tasse von diesem Tee trinken.

Tee Nr. 2:
Johanniskraut,
Brennesselblätter,
Birkenblätter,
Salbeiblätter
zu gleichen Teilen mischen. Eine Handvoll in 1 l kaltem Wasser aufsetzen, aufkochen, kurz ziehen lassen und abseihen. Abends eine Tasse trinken.

Tee Nr. 3:
Efeublätter 30 g,
Lorbeerbeeren 30 g,
Ehrenpreis 20 g,
Weißdornblüten 10 g
mischen, 2 Eßlöffel mit ½ l Wasser aufkochen, 10 Minuten ziehen lassen, durchseihen. Man trinkt täglich dreimal eine halbe Tasse jeweils zwischen den Mahlzeiten.
Achtung: Die Efeu*beeren sind giftig!*

26

Mit Fichtennadeln inhalieren

Auch *tägliches Inhalieren* ist sehr zu empfehlen.
Zum Beispiel mit Fichtennadeldampf:
Man nimmt eine Handvoll Fichtennadeln auf
1 l Wasser. Die Wassermenge, die Sie zum Inhalieren brauchen, richtet sich nach dem Gefäß
und der Art des Inhalierens. Es gibt kleine *In-
haliergefäße mit Trichter* zu kaufen, für die man
weniger Flüssigkeit braucht. Wenn Sie aber nach
guter alter Art den Kopf über einen dampfenden
Topf halten und sich zum Abdichten ein großes
Handtuch überhängen, brauchen Sie vermutlich
mehr als 1 l Wasser, weil die Verdampfungsflä-
che größer ist und auch viel Dampf nach den
Seiten entweicht.
Man inhaliert eine Viertelstunde lang. Statt
Fichtennadeln können Sie auch *eine Mischung
von Kamille, Schafgarbe, Pfefferminz und Salbei*
zu gleichen Teilen verwenden. Auch davon
nimmt man eine Handvoll auf 1 l Wasser.

Ein altes, erprobtes Mittel bei akuten Asthma-
anfällen: *Eukalyptusblätter in einer Pfeife rau-
chen.* Man kann auch statt dessen ein wenig
Anissamen nehmen.

Blähungen

Zur Bekämpfung dieser lästigen Darmstörungen, von der sehr viele Menschen geplagt werden, bietet uns die Natur eine Fülle guter Mittel. Hier sind zunächst drei Tees:

Tee Nr. 1:
Pfefferminzblätter,
Wermutblätter,
je 3 Finger voll,
mit $1/2$ l kaltem Wasser
aufkochen. Kurz ziehen lassen, durchseihen. Den Tee nach Bedarf anwenden.

Tee Nr. 2:
Fenchel,
Schafgarbenkraut,
Salbeiblätter,
je 3 Finger voll, und
1 Prise Wermutblätter
zusammen mit 1 l kaltem Wasser
aufkochen. Ziehen lassen und abseihen. Vor den Mahlzeiten jeweils eine Tasse trinken.

›Vier-Winde-Tee‹ hilft

Tee Nr. 3 (auch »*Vier-Winde-Tee*« genannt):
Pfefferminz,
Fenchel,
Anissamen,
Kümmel
zu gleichen Teilen mischen. Eine Handvoll mit

1 l Wasser aufkochen, kurz ziehen lassen, durchseihen. Man trinkt den Tee nach Bedarf vor dem
Essen.

Kümmel zu Kohl

Die *Blähungen vorbeugende Eigenschaft des
Kümmels* läßt sich auch nutzen, indem man mit
ihm blähende Kohlgerichte würzt.
Gute Erfahrungen kann man auch mit folgendem selbsthergestelltem Auszug machen:
Anis (gemahlen) 30 g,
Fenchel (gemahlen) 30 g,
Schale von zwei ungespritzten Zitronen,
kleingeschnitten,
Zucker 200 g
schüttet man mit 1 l Branntwein zusammen in
ein Glas. Kräftig durchschütteln, stehen lassen,
abseihen. Bei Bedarf trinkt man davon 1 Gläschen.

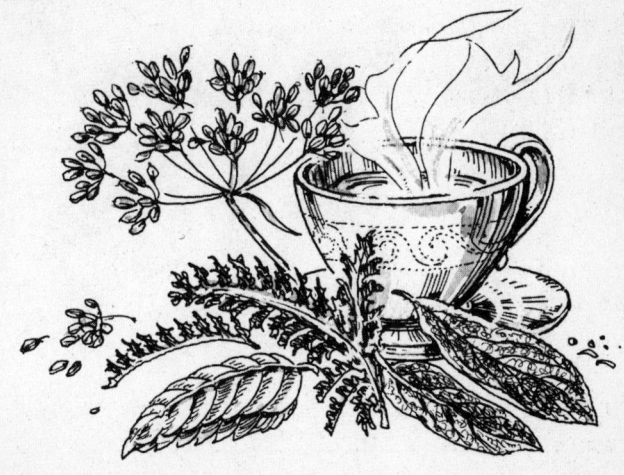

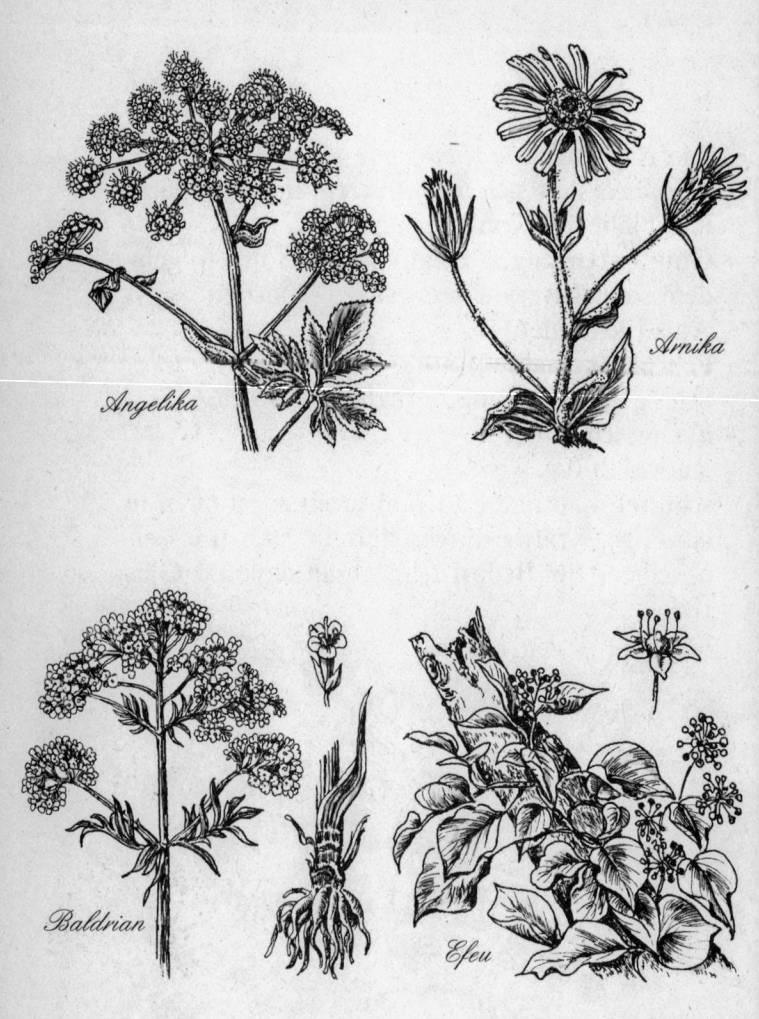

Angelika

Arnika

Baldrian

Efeu

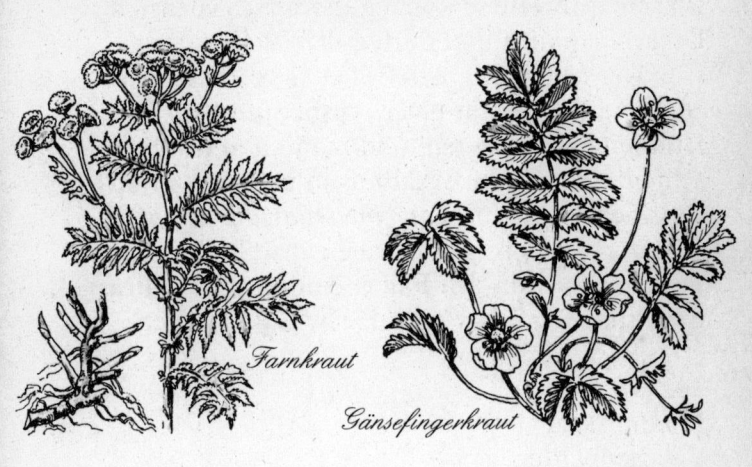

Farnkraut

Gänsefingerkraut

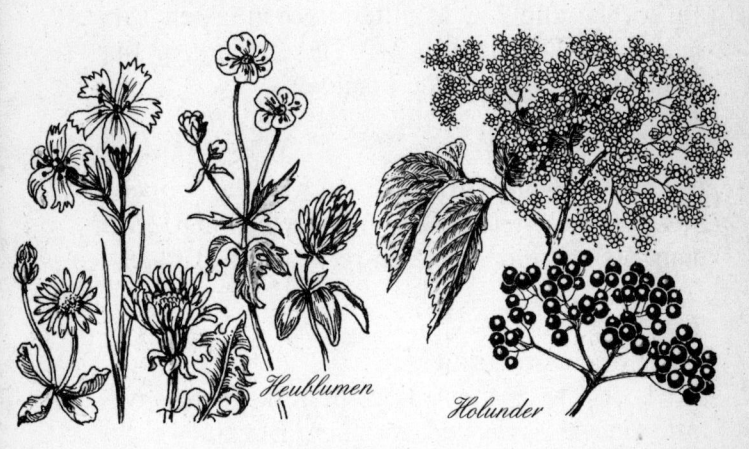

Heublumen

Holunder

Blasenentzündung

Blasenbeschwerden können die verschiedensten Ursachen haben und dürfen nicht leichtgenommen werden. Auch besteht bei einer Blasenentzündung die Gefahr einer Ausbreitung auf Harnleiter und Nieren, und man kann oft beobachten, daß sie bei Erkältungen und Abkühlungen wieder auftritt. Zur *Unterstützung der ärztlichen Behandlung* gibt es eine ganze Reihe guter Tees, die auch in den Fällen einer nur harmlosen Erkältung der Blase gute Heilwirkung zeigen.

Tee Nr. 1:
Johanniskraut,
Veilchenblätter,
Wiesenkönigin
zusammen eine Handvoll mit 1 l kaltem Wasser aufkochen und 2–3 Minuten kochen lassen. Abseihen. 14 Tage täglich 2–3 Tassen trinken, 14 Tage aussetzen und neu beginnen.

Tee Nr. 2:
Bereiten Sie einen Aufguß aus Kamille, wobei Sie 2–3 Teelöffel auf $1/2$ l Wasser nehmen. Nach dem Ziehen und Absieben recht warm trinken.

Tee Nr. 3:
3 Teelöffel Zinnkraut
mit $1/2$ l Wasser kalt ansetzen, aufkochen, 1 Minute ziehen lassen und abseihen. Ebenfalls recht warm trinken, 2–3 Tassen am Tag.

Tee Nr. 4:
25 g Maisbart – das sind die Kolbenhaare bzw.
-bärte – mit 1 l kaltem Wasser aufkochen. Ziehen lassen und abseihen. Täglich 3 Tassen trinken.

Tee Nr. 5:
Brennesselblätter,
Hagebutten,
Stiefmütterchen, Blüten und Kraut,
Taubnesselblüten
zusammenmischen: von jedem 2 Finger voll
(eine Prise). Mit 5 Wacholderbeeren in 1 l kal-
tem Wasser zum Kochen bringen. 5 Minuten
ziehen lassen, abseihen. Man trinkt täglich 1–2
Tassen.

Sitzbäder mit Kamille

Frauen in fortgeschrittenem Alter leiden oft an
einer Blasenschwäche. Es kommt zu krampfartigen Schmerzen in der Blasengegend, zum Bren-
nen beim Wasserlassen, zu häufigem Harndrang
mit nur geringer Entleerung, auch zum Nach-
träufeln, zum Beispiel beim Husten oder Lachen.
Auch für solche Fälle kann ich die obengenann-
ten Tees empfehlen. Außerdem helfen *Sitzbäder
mit Kamillenzusatz* und warme Essigwasser-
Wickel am Abend (ein guter Schuß Essig auf
1 l Wasser). *Wichtig: immer für warme Füße
sorgen.* Bei kalten Füßen Wechselfußbäder
machen.

Blutarmut

Die häufigste Art der Blutarmut oder Anämie
ist die sogenannte *Eisenmangel-Anämie*. Unter
ihr leiden vor allem Frauen, weil sie wegen der
Menstruation mehr blutbildendes Eisen brauchen
als Männer. Wenn Sie auch von dieser Blutarmut betroffen sind, schlage ich Ihnen vor:
Trinken Sie täglich zwei Gläser *Rotrüben-Saft*.
Er wirkt sehr blutbildend. Damit sich Erfolge
einstellen, sollten Sie diese »Kur« mindestens einen Monat lang machen. Außerdem bieten sich
für Blutarme zwei *Kräutertees* an:

Kur mit Rotrüben

Kamillenblüten,
Johanniskraut,
je 3 Finger voll,
Wermutblätter, 1 Prise
mit $1/2$ l Wasser
aufkochen. Ziehen lassen, absieben.

10 g Melisse
mit 1 l Wasser
aufbrühen. Ziehen lassen und durchsieben.

Beide Tees können warm oder auch kalt getrunken werden. Täglich dreimal eine Tasse, den ersten Tee schluckweise über den Tag verteilen.
Vielleicht schmeckt Ihnen aber dieses Getränk
besser, das ebenfalls die Blutbildung fördert:
2–3 Finger voll *Wermutblätter in $1/2$ l Rotwein*
zum Kochen bringen. Kurz ziehen lassen und abseihen. Eine kleine Tasse auf den Tag verteilen.

Das Nützliche mit dem Angenehmen verbindet der Genuß von *Enzianwein*, dessen Zubereitung auf Seite 114 beschrieben wird. Und um gleich bei »geistigen« Rezepturen zu bleiben, noch etwas Feines zur *Stärkung* (auch wenn Sie nicht blutarm sind, schadet es Ihnen bestimmt nicht): 1–2 Eigelb mit Zucker verrühren und mit etwas Kognak oder Malaga mischen und trinken.

Ein *Tip* fürs Frühjahr: Sammeln Sie *jungen Löwenzahn* und bereiten Sie ihn (ohne Stengel) als *Salat* zu, z. B. mit einer Essig-Öl-Marinade mit Dill und Petersilie. *Er enthält viel Eisen.* Und schmecken tut cr auch.

Wichtig: Bei Ohrensausen, Schwindel, Erschöpfung, schlechtem Schlaf, Kribbeln in den Gliedern, kalten Händen und Füßen immer den Arzt aufsuchen. Denn manchmal ist die Anämie eine Begleiterscheinung einer ernsthaften Erkrankung.

Leber hat Eisen

Zur Behebung oder doch zur Linderung der Eisenmangelanämie sollte man dem Körper mit der Nahrung möglichst viel Eisen zuführen. *Zum Beispiel rohe oder halbrohe Leber* (mag nicht jeder, aber sehr wirksam!), viel Blattgemüse wie Spinat oder Sauerkraut, dann Pflaumen, Aprikosen, Pfirsiche (möglichst roh essen). Auch *Vitamin C* ist wichtig, Sie finden es besonders reichlich in schwarzen Johannisbeeren, Sanddorn, Hagebutten, Apfelsinen und natürlich in der guten alten Zitrone.

Blutdruck, erhöhter

Aus meiner Erfahrung mit vielen Patienten kann ich nur den Rat geben: Wer an zu hohem Blutdruck leidet, sollte *immer unter ärztlicher Kontrolle* bleiben. Die folgenden Anwendungen können die Behandlung Ihres Arztes unterstützen, bitte fragen Sie ihn, bevor Sie sie durchführen.

Weißdorn senkt Blutdruck

Blutdruck senkende Wirkung haben unter anderem die Mistel und der Weißdorn. Hier drei verschiedene Anwendungen dieser Heilpflanzen:

Kräuterauszug:
Mistelblätter 30 g,
Weißdornblüten 20 g,
Faulbaumrinde 20 g,
Thymianblätter 20 g,
Weidenrinde 10 g.
Die Kräuter werden in eine Mischung aus
1 l trockenem Weißwein und 200 g reinem Alkohol gelegt. Sie sollten darin 10 Tage ziehen. Man trinkt von der abgeseihten Flüssigkeit täglich dreimal 1 Süßweinglas zwischen den Mahlzeiten.

Tee:
Erdrauch 40 g,
Misteläste 30 g,
Sauerampferwurzeln 20 g,

Weißdornblüten 20 g,
Ginsterblüten 20 g (nur in *voller* Blüte).
Von dieser Mischung nimmt man 2 Eßlöffel,
überbrüht mit ¹/₂ l kochendem Wasser, läßt ziehen und seiht ab. Empfehlenswert ist *dreimal
täglich 1 Tasse* zwischen den Mahlzeiten.

Auszug:
Knoblauchzehen, geschnitten 100 g,
Mistelästchen 50 g
10 Tage lang in 300 g Branntwein (Korn, Obstschnaps, Gin) ziehen lassen. Durchseihen und
zweimal täglich 1 Teelöffel mit etwas Zuckerwasser nehmen.

Als Tee kommt auch noch Rautentee in Frage.
Man nimmt 1 Prise Rautenblätter auf 1 Tasse
Wasser. Morgens und abends je 1 halbe kleine
Tasse trinken. *Achtung: Schwangere keine Heil-
mittel einnehmen, die Raute enthalten.* Es besteht
die Gefahr einer Fehlgeburt (siehe auch S. 15).

Blutdruck, niedriger

Unter zu niedrigem Blutdruck leiden sehr viele Menschen, vor allem Frauen. Zum Glück ist diese Störung von einigen extremen Fällen abgesehen weitaus harmloser als der erhöhte Blutdruck. Es gibt ein paar gute Mittel aus der »Natur-Apotheke«:

Hirtentäschchen 20 g,
Walnußblätter 30 g,
Blutwurz, Wurzeln 20 g,
Koriandersamen 10 g,
Melissenblätter 20 g.
Für einen Aufguß mit 1/2 l kochendem Wasser nehmen Sie 2 Eßlöffel dieser Mischung. Wie immer ziehen lassen und abseihen. Man trinkt über einen längeren Zeitraum hinweg regelmäßig 1 Tasse nach jeder Mahlzeit.

Maiglöckchen sind giftig!

Walnußblätter 30 g,
Rautenblätter 20 g,
Bockshornklee, Samen 30 g,
Maiglöckchen, blühende Pflanze 15 g,
Baldrianwurzeln 20 g.
Die Kräuter in 1 l gutem Marsala oder einem anderen Südwein 10 Tage lang ziehen lassen. Dann durchseihen. Nach jeder Hauptmahlzeit wird ein Südweinglas voll getrunken.
Achtung: Das Maiglöckchen ist giftig! Befragen Sie vorher Ihren Arzt.

38

Bronchitis, Husten

In meiner Arbeit als Gemeindeschwester wurde ich wohl am häufigsten von Menschen angesprochen, die ein gutes Hustenmittel suchten. Die Natur kann hier sehr gut helfen, denn viele Pflanzen enthalten hustenlösende Substanzen; manche, wie die Königskerze (Wollblume), das Veilchen oder der Thymian, wirken sogar sowohl auswurffördernd wie reizmildernd. Die bevorzugte Anwendungsform ist der *Sirup*, der sich auch gut selbst herstellen läßt. Die folgenden Rezepturen sind nicht nur für die akute und chronische Form des Bronchialkatarrhs geeignet, sondern auch für den Husten, der so oft einen grippalen Infekt begleitet.

Sirup zum Schleimlösen

Hier nur einige Vorschläge zum Selbstherstellen eines wirksamen Sirups:

Königskerzen-Sirup:
Königskerzenblüten (Wollblume) so mit kochendem Wasser übergießen, daß sie gut bedeckt sind. 24 Stunden ziehen lassen. Durch ein Tuch abseihen und dann mit 1 kg Zucker pro Liter Saft zu einem Sirup einkochen. *Bei Hustenanfällen 2–3 Teelöffel* voll nehmen oder mit heißem Wasser als Tee trinken.

Tannenspitzen-Sirup:

1 kg frische Tannenspitzen (im Frühjahr pflük-
ken) 24 Stunden in 3 l Wasser einweichen. Danach 1/4 Stunde kochen. Absieben. Auf 1/2 l
Flüssigkeit 500 g Zucker zugeben. So lange kochen, bis man einen braunen Sirup erhält. Täglich 2–3 Teelöffel nehmen.

Zwiebel-Sirup:

Zwiebel, zerschnittene 500 g,
Honig 80 g,
Zucker 400 g
in 1 l Wasser 3 Stunden lang kochen. Abkühlen
lassen und durchsieben. In Flaschen füllen. Täglich 4–5 Eßlöffel *lauwarm nehmen.*

Hustensirup:

Fenchel 12 g,
Isländisch Moos 12 g
in 1 l Wasser kochen. Absieben und 250 g Kandiszucker zugeben. Nochmals kochen, bis der
Zucker dick vom Löffel tropft. Man nimmt alle
3 Stunden 1 Eßlöffel voll.

Auch das Veilchen fördert *bei trockenem Husten*
die Schleimabsonderung. Hier zwei Rezepturen:

Veilchen-Sirup:

50 g Veilchenblüten werden mit
1/2 l kochendem Wasser überbrüht.
24 Stunden ziehen lassen. 150 g Zucker zugeben
und 20 Minuten auf kleiner Flamme kochen lassen. Durchseihen. Man nimmt bei Husten 1 Teelöffel voll.

Veilchen gegen Husten

Veilchen-Tee:
5 g Veilchenblüten mit
$^1/_2$ l kochendem Wasser übergießen. Ziehenlassen und durchseihen. Nach Bedarf trinken.
Dasselbe gilt für den

Thymian-Tee:
6–8 g Feldthymian mit
1 l kochendem Wasser überbrühen. Ziehen lassen und durchseihen. Sie können auch gerebelten Thymian nehmen.

Wer an chronischem Husten leidet oder wer *chronisch heiser* ist, bereite sich diesen Sud:
1 Handvoll Breitwegerich (Kraut, Blüten und Samen),
1–2 Handvoll Wacholderbeeren
in 1 l Wasser 3 Stunden lang kochen. Abseihen und die Brühe mit Zucker (nach Geschmack) zugedeckt 5 Stunden lang ziehen lassen. Von diesem Saft trinke man morgens nüchtern und abends vor dem Schlafengehen eine kleine Tasse.

Als *Hustenmittel zum Einreiben* schneidet man
1 Handvoll Lauch klein und kocht ihn langsam mit 200 g Schweineschmalz so lange, bis der Lauch braun wird.
Zum Abschluß nenne ich Ihnen aber noch eine erfreulichere Medizin, nämlich meinen *Tannenspitzen-Likör*, den Sie auf Seite 120 finden.

Brustdrüsenentzündung

Bei Brustdrüsenentzündungen im Wochenbett, bei der eine Infektion vorliegt, ist immer ärztliche Hilfe vonnöten. Es gibt aber auch leichtere Formen, z.B. kann es in der Pubertät zu einem vorübergehenden *Anschwellen der Brust* kommen. Hier helfen oft schon Umschläge:

Aufrechtes Glaskraut, frische Blätter 50 g,
Fenchel, frische Blätter 50 g.
Beide Kräuter mit dem Wiegemesser ganz klein schneiden oder in den Mixer geben, danach gut mischen. Daraus einen *Umschlag* machen, der mehrmals täglich erneuert wird.

Warme Umschläge

Zwiebeln 100 g,
Lilienzwiebeln 100 g,
Holunderblätter 30 g,
Malvenblätter 30 g.
Dies alles wird in etwas Wasser zu einem Brei gekocht, mit dem *warme Umschläge* gemacht werden. Ebenfalls mehrmals täglich erneuern.

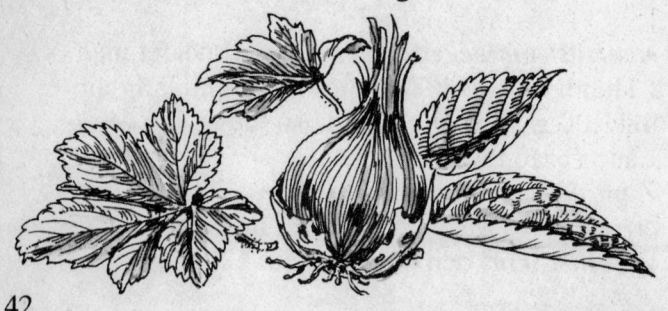

Darmkolik

Darmkoliken oder Darmkrämpfe können manchmal auf eine sehr ernste Erkrankung (z. B. Darmverschluß) hinweisen, haben aber ähnlich dem Durchfall oft auch harmlosere Ursachen wie z. B. versetzte Blähungen. In solchen leichteren Fällen hilft oft schon ein heißer *Essigwasser-Umschlag auf den Unterleib,* der alle 15 Minuten erneuert werden sollte. Ein Kamillen- oder ein Pfefferminztee wirkt ebenfalls meist schnell lindernd.

Kamille und Pfefferminze

Hier die Rezepturen:

Tee Nr. 1:
10 Köpfe Kamillen
in ¹/₄ l Wasser zum Kochen bringen, ziehen lassen, durchseihen.

Tee Nr. 2:
15 g Pfefferminzblätter
in ¹/₂ l Wasser aufkochen, kurz ziehen lassen und abseihen.
Beide Tees werden nach Bedarf getrunken.

1 Gläschen Wermutwein

Auch mein Wermutwein Nr. 1 (S. 122) hilft bei Krämpfen. Nehmen Sie aber *nur ein Likörglas* voll vor jeder Mahlzeit.

4 Wochen Teekur

All denen, die zu Darmbeschwerden dieser Art neigen, nenne ich noch zwei Tees, die Sie, wenn der Arzt einverstanden ist, als Kur 4 Wochen lang trinken sollten, und zwar täglich jede Stunde schluckweise eine Tasse.

Tee Nr. 3:
Eichenblätter 10 g,
Hirtentäschel 4 g,
Spitzwegerich 6 g
in 1 l kaltem Wasser aufkochen. Ziehen lassen. Durchseihen.

Tee Nr. 4:
Erdbeerblätter 4 g,
Bibernelle 6 g,
Tormentill 6 g,
Tausendgüldenkraut 4 g
in 1 l kaltem Wasser aufkochen. Ebenfalls ziehen lassen und durchseihen.

Durchfall

Meine Rezepte sind für harmlose Fälle bestimmt, nicht für Durchfälle, die als Folge einer Infektion oder einer schweren Vergiftung auftreten. Aber wenn Ernährungsfehler, Alkoholmißbrauch, Unterkühlungen oder auch starke Aufregungen die gefürchtete »durchschlagende Wirkung« haben, leisten die folgenden Tees gute Dienste:

Tee Nr. 1:
1 Handvoll Brombeerblätter mit ½ l Wasser aufbrühen, ziehen lassen und abseihen.

Tee Nr. 2:
1 Handvoll Wegtritt (Vogelknöterich) in 1 l Wasser aufkochen. Ziehen lassen und durchsieben. Beide Tees werden nach Bedarf getrunken. Zu empfehlen ist jeweils eine Tasse vor den Mahlzeiten.

Auch Hochprozentiges kann helfen

Auch bei Durchfall kann Alkoholisches hilfreich sein. Zum Beispiel ein Gläschen *Enzianschnaps*. Oder der Wermutwein Nr. 1 von Seite 122. Oder man übergießt 25 g Zucker mit einem Glas Branntwein und zündet das Gemisch an. Nach dem Flambieren heiß trinken.
Und wieder beweist die *Kamille ihre heilenden Kräfte*. Ein Säckchen, mit angewärmten Blüten gefüllt auf den Leib gelegt, wirkt beruhigend.

Ekzem, Flechten

Diese Hauterkrankung ist oft sehr hartnäckig und spricht auch auf moderne medizinische Präparate manchmal nicht so recht an. In solchen Fällen kann es sich durchaus lohnen, die nachstehenden Behandlungsvorschläge einmal auszuprobieren.

Stiefmütterchen
für Tee
und Kompressen

Ich empfehle vor allem das *Stiefmütterchen* (das man auch Dreifaltigkeitsblume nennt), weil man es sowohl innerlich wie auch äußerlich anwenden kann. Innerlich als *Blutreinigungsmittel* und zum Ausschwemmen giftiger Stoffwechselprodukte aus dem Darm, äußerlich als Kompresse auf die befallenen Hautstellen. Am wirkungsvollsten ist die Kur, wenn die ganze *Pflanze samt Wurzeln* verwendet wird.

Ich nehme 1 gestrichenen Eßlöffel der getrockneten und kleingeschnittenen Pflanze und koche sie mit 1 Tasse kaltem Wasser kurz auf. Nach dem Abseihen jeweils zu den Mahlzeiten trinken. Die gleiche Abkochung verwende ich, um einen Mullappen oder ein Mulltuch damit zu tränken und als *Kompresse* aufzulegen. Am besten zwei- bis dreimal täglich wiederholen.

Und hier noch ein paar Anwendungen:

Tee:
Löwenzahnwurzeln 20 g,
Faulbaumrinde 20 g,
Tüpfelfarn-Knollen 10 g,
Veronikablätter 10 g.
Diese Mischung wird mit 1 l Wasser zum Kochen gebracht, 15 Minuten köcheln lassen, abseihen. Man trinkt *morgens nüchtern und abends vor dem Schlafengehen* jeweils 1 Glas.

Kräuterauszug:
Klettenwurzeln 40 g,
Sandseggenblätter 30 g,
Walnußblätter 20 g.
Diese Mischung in 1 l Weißwein und 200 g reinem Alkohol 24 Stunden lang zugedeckt ziehen lassen. Man nimmt jeden Tag 3 Süßweingläser, jeweils eins zwischen den Mahlzeiten, zu sich.

Umschläge:
Lupinensamen 100 g,
Minzeblätter 20 g
mit 1 l kochendem Wasser übergießen und 30 Minuten schwach kochen lassen. Dann abseihen. *Mehrmals täglich warme Umschläge* mit Leinenlappen machen, die mit dieser Flüssigkeit getränkt wurden.

Erkältung, Grippe

Ein altbewährtes Rezept bei Erkältung und
Grippe – womit nicht eine Virusgrippe, sondern
ein sogenannter »grippaler Infekt« gemeint ist –
ist ein *Kopfdampfbad* mit Heublumen. Man
nimmt von ihnen eine gute Handvoll pro Liter
heißes Wasser, läßt sie dann ziehen und atmet
den Dampf, mit einem großen Handtuch über
Kopf und Topf, ein. Statt der Heublumen kann
man auch Kamille nehmen. Ebenfalls eine
Handvoll pro Liter. Die Wirkung wird verstärkt,
wenn man *anschließend noch ein heißes Fußbad*
nimmt.

Zum Ausschwitzen einer Erkältung eignet sich
Boretsch-Tee. Man nimmt 100 g Boretsch für
$1/2$ l Wasser, das man langsam zum Kochen
bringt. Nach dem Ziehen – 10 bis 15 Minuten
lang – und Abseihen wird der Tee *so heiß getrunken, wie man es vertragen kann*.
Außerdem kann ich folgende Tees bei Erkältung
und Grippe empfehlen:

Tee Nr. 1:
Malvenblüte, frische,
Pfefferminzblätter,
Schlüsselblumenkraut und -blüten
zu gleichen Teilen, zusammen 25 g, mit 1 l kaltem Wasser langsam zum Kochen bringen. Topf
sofort vom Feuer nehmen, durchseihen. Dreimal
täglich 1 Tasse trinken.

Tee Nr. 2:
Spitzwegerich 3 Finger voll,
Schafgarbe 3 Finger voll,
Zinnkraut 3 Finger voll,
Wermutblätter 1 Prise
mit 1 l kaltem Wasser aufkochen, ziehen lassen,
abseihen. Täglich dreimal 1 Tasse trinken.

Tee Nr. 3:
Schwarze Johannisbeere 13 Blätter,
Schwarzdorn 13 Blätter,
Boretsch 3 Finger voll,
Weißdornblüten 10–12 Stück
durcheinandermischen. In 1 l kaltem Wasser
aufkochen, kurz ziehen lassen und abseihen.
Mehrmals täglich 1 Tasse trinken.

Zum Senken des Fiebers

Als *fiebersenkendes Mittel* haben sich folgende
Tees bewährt:
Tee Nr. 1:
3 Finger voll Rainfarnblüten in
$1/2$ l Milch kochen, durchseihen.
Alle 2 Stunden 1 Eßlöffel voll nehmen.

Tee Nr. 2:
Stechpalmenblätter,
Eisenkraut,
Holunderblätter,
Veilchenblätter,

Rosmarinblüten,
zusammen etwa 8 g, mit 1 l Wasser aufkochen.
Ziehen lassen und abseihen. Dreimal täglich
1 Tasse trinken oder über den Tag verteilt
schluckweise trinken.

Tee Nr. 3:
Salbeiblätter und -blüten,
Johanniskrautblüten,
zusammen 15 g, mit 1 l Wasser aufkochen. Ziehen lassen, abseihen. Anwenden wie Tee Nr. 2.

Tee Nr. 4.
Petersiliensamen,
Eschenrinde, zerbröselt,
zu gleichen Teilen mischen. 30 g in 1 l Wasser
kochen und 10 Minuten ziehen lassen. Abseihen.
Anwendung wie bei den letzten Tees.

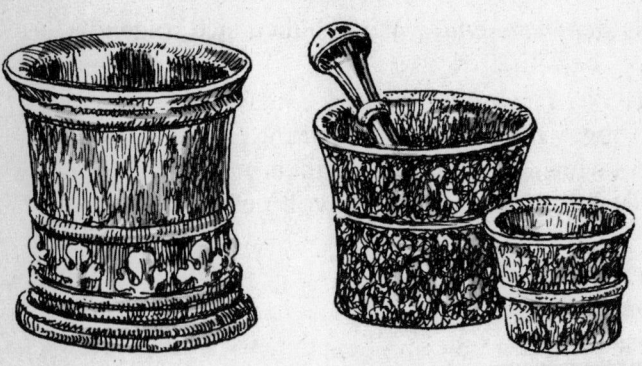

Furunkel

Bei der Furunkulose habe ich mit einer *Zwiebel-auflage* gute Erfahrungen gemacht. Eine Zwiebel wird im Ganzen gekocht und dann auch möglichst ganz aufgelegt. Ein Tuch drumbinden und möglichst lange einwirken lassen.

Zwiebeln auflegen

Als *Pflaster* eignet sich eine Abkochung von Bockshornklee, Samenmehl 150 g, Königskerzenblätter (Wollblume) 100 g.
Mit 1 Tasse Wasser 15 Minuten lang kochen.
Die Auflage mehrmals täglich erneuern.
Eine andere Mischung:
30 g frische Königskerzenblätter und 30 g frische Blätter vom Aufrechten Glaskraut werden in einem Mörser fein zerstoßen und mit Wasser zu einem Brei angerührt. Auch diese *Pflasterauflage* muß mehrmals täglich erneuert werden.
Bei der Furunkulose kommt es sehr darauf an, die Abwehrkräfte des Körpers zu stärken, damit nicht wieder neue Furunkel entstehen. Dazu eignet sich folgender Tee:
Boretschblätter 30 g,
Bittersüß, Spitzen 30 g,
Blutweiderich, Spitzen 30 g,
Sauerampferwurzeln 30 g.

Abwehrkräfte stärken!

Von dieser Mischung nimmt man 3 Eßlöffel für einen Aufguß mit $\frac{1}{2}$ l kochendem Wasser. 15 Minuten ziehen lassen, abseihen. Am besten trinkt man täglich dreimal 1 Glas.

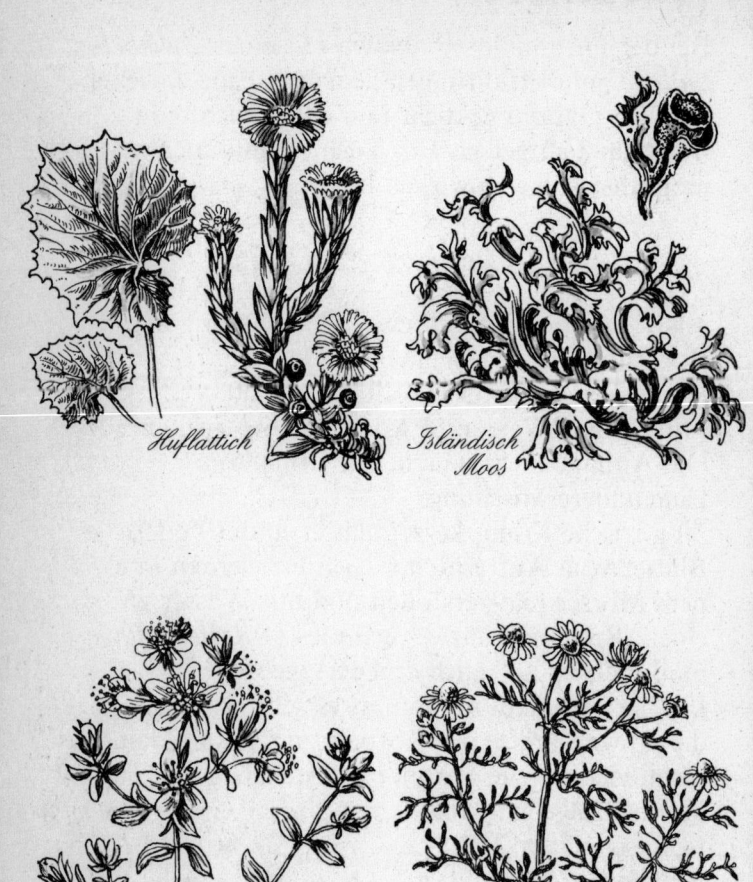

Huflattich

Isländisch
Moos

Johanniskraut

Kamille

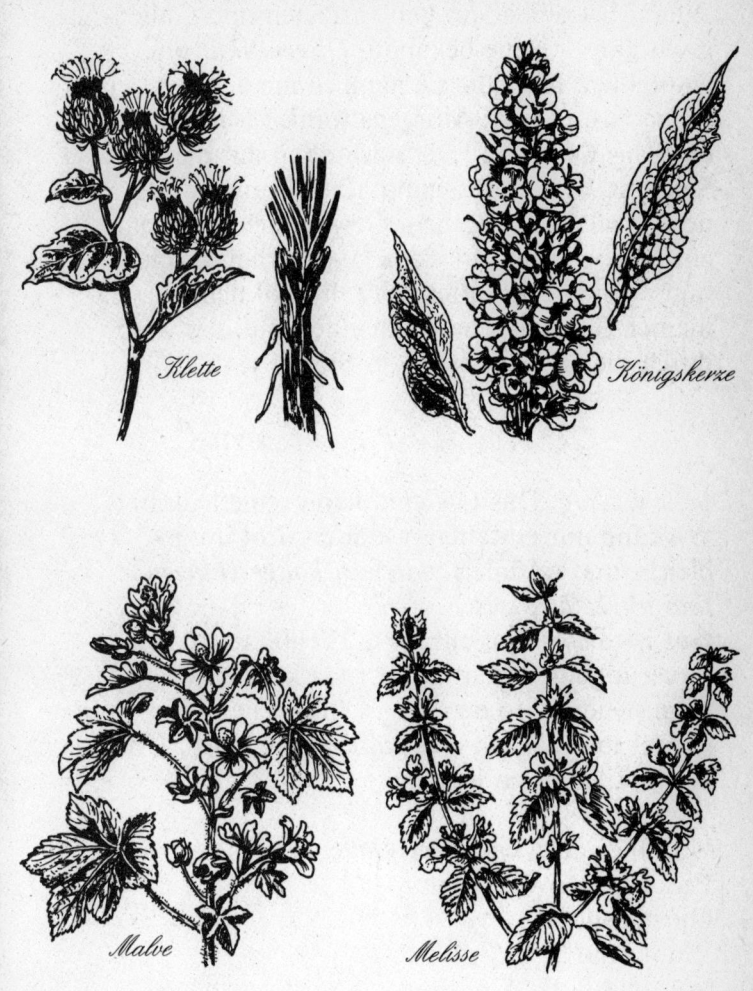

Klette

Königskerze

Malve

Melisse

Gallenleiden

Zum Austreiben von Gallensteinen und Gallengrieß kann ich die bekannte *Olivenölkur* nur empfehlen. Ich habe sie nämlich am eigenen Leibe ausprobiert: Morgens trank ich nüchtern ein Glas Olivenöl, legte mich dann auf die rechte Seite ins Bett, und schon nach 2 Stunden fing der Grieß an abzugehen. Gewöhnlich muß man zur Vorbereitung 14 Tage lang vorher morgens und abends 1 Eßlöffel voll Olivenöl nehmen. In meiner Gemeinde hatte ich eine Frau, die verlor durch die Ölbehandlung 25 Steine.

Gegen Steine : Olivenöl

Sehr wichtig: Das Olivenöl kann seine heilsame Wirkung nur entfalten, wenn es nicht ausgebleicht und raffiniert, sondern *kaltgeschlagen und unverfälscht* ist.
Gut ist dieser Aufguß: 10 g Efeublätter und 4 g Tausendgüldenkraut in $1/2$ l trockenem Weißwein sieden. Von dem abgeseihten Getränk nimmt man täglich 4 Eßlöffel voll zu sich. Und das zwei Wochen lang.

Und hier noch ein guter *Gallentee*:
Birkenblätter 10 g,
Ginsterblüten 10 g,
Zinnkraut 10 g,
Wermutblätter 5 g
in $1/2$ l Wasser 10 Minuten kochen. Vor den Mahlzeiten jeweils 1 Tasse lauwarm trinken.

Gicht

An dieser schweren und auch sehr schmerzhaften Erkrankung sollte man auf keinen Fall allein herumdoktern, so viel Rezepturen auch die alte Volksheilkunde gegen sie zu nennen weiß. Doch gibt es wertvolle pflanzliche Mittel, die dank ihrer *günstigen Stoffwechselbeeinflussung* die ärztliche Behandlung unterstützen können.

Zehnkräutertee:
Bibernelle,
Ehrenpreis,
Brennesselblätter,
Hauchechelwurzel,
Johanniskraut,
Wiesenschaumkraut,
Lavendelblüten,
Majoran,
Veilchenblüten,
von jedem 20 g,
und
Birkenblätter 40 g.
Von dieser Mischung nimmt man 2 Eßlöffel für einen Aufguß mit $1/2$ l kochendem Wasser. Gut ziehen lassen, abseihen und dreimal täglich eine Tasse trinken.

Klette reinigt das Blut

Auch die *blutreinigende Klettenwurzel* möchte ich gegen Gicht empfehlen. Man kocht 130 g zehn Minuten lang in 2 l Bier. Von diesem Sud

trinkt man 8 Tage lang täglich vor dem Mittagessen 1 Glas.
Oder man schneidet Königskerzenwurzeln klein, kocht einen flachen Eßlöffel davon in ¼ l Milch auf, seiht durch und trinkt die Milch morgens auf nüchternen Magen.

Kissen mit Farnkraut

Schmerzende Stellen kann man täglich drei- bis viermal mit Rapsöl oder mit Arnikatinktur (siehe Seite 16) einreiben. Oder man legt ein kleines *mit Farnkraut gefülltes Kissen* auf. Bei Fußgicht sollte man frisches Birkenlaub in einen Sack füllen und den Fuß hineinstecken, 1–2 Stunden oder auch länger. Die Wärme lindert die Schmerzen.
Man kann den Fuß auch *in Sauerkraut »baden«* oder Umschläge mit Lehm machen, den man zuvor mit Essigwasser verrührt. Diese Umschläge tun auch von Gicht befallenen Fingern gut.

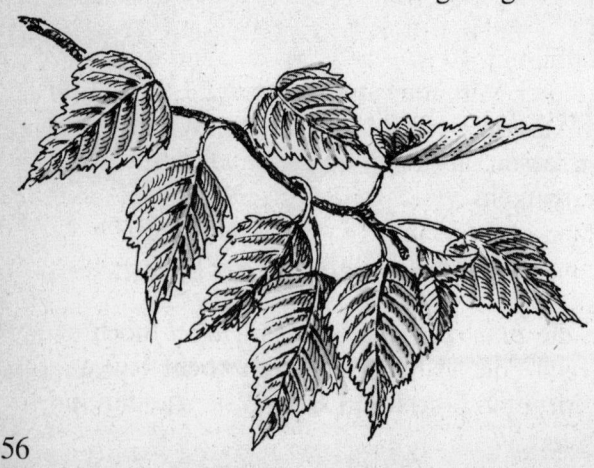

Hämorrhoiden

Gegen dieses weitverbreitete Leiden – zwei von drei Menschen haben in ihrem Leben irgendwann einmal solche Beschwerden – kann ich eine ganze Reihe wirksamer Mittel empfehlen.

Warme Sitzbäder lindern

Sitzbad:
Man macht einen Sud aus Spitzwegerichblättern. In 1 l Wasser kocht man eine Handvoll Blätter. Diesen Sud gibt man nach dem Abseihen in das mäßig warme Sitzbad. Man kann beim ersten Bad mit 30 Grad anfangen und dann bis 20 Grad nach und nach heruntergehen. Ein Bad sollte 5–10 Minuten dauern.

Kompressen:
4 Köpfe Kamille in $^1/_4$ l Wasser 5 Minuten lang kochen. Abkühlen lassen, einen Leinenlappen mit der Flüssigkeit tränken, mehrmals auflegen.

Salbe:
Auch eine Hämorrhoidalsalbe kann man sich selbst zubereiten. Man kocht 12 Efeublätter und 8 Breitwegerichblätter in 125 g Schmalz, *bis die Blätter braun werden*. Abseihen, auskühlen lassen und auch kühl lagern, dann bleibt die Salbe auch längere Zeit haltbar. Sie kann äußerlich und innerlich angewendet werden. Zweimal täglich auftragen.

Tee:
20–30 g Brennesselblätter in 1 l Wasser aufkochen. Abseihen. Dreimal täglich 1 Tasse trinken.

Halsweh, Heiserkeit

Bei Halsentzündungen, wie sie im Gefolge von Erkältungen auftreten, mache ich *Umschläge mit angewärmten, rohen Zwiebeln.* Und zum Gurgeln empfehle ich einfachen Zitronensaft. Oder Brennesselsaft, den man am besten fertig kauft. Zur Linderung können *Sellerieblätter* beitragen, die in Wasser gekocht werden: 20–30 g auf 1 l. Abseihen und 1 Eßlöffel voll morgens nüchtern mit einem Glas warmer Milch trinken.

Salbei hilft bei Heiserkeit

Bei Heiserkeit hilft Salbei. Man bringt 1 Handvoll Salbeiblätter in $1/2$ l Wasser zum Kochen, läßt noch ein wenig ziehen, seiht durch und fügt 1 Eßlöffel Honig und 1 Teelöffel Essig zu. Gut durchrühren. Die Mischung dient zum Gurgeln. Auch mit *Arnikatinktur* (S. 16) kann man die Heiserkeit bekämpfen. Man nimmt 10–12 Tropfen mit einem Glas heißem Wasser.

Zum Schluß soll noch einmal die Zwiebel zu Ehren kommen. Der *Zwiebelsirup,* den wir schon auf Seite 41 kennengelernt haben, tut auch bei Heiserkeit gute Dienste.
Wenn sich die Halsentzündung auf die Ohren auswirkt und dort zu Schmerzen führt, empfehle ich ein *Kamillendampfbad* – den Dampf leitet man am besten mit einem Trichter direkt ans Ohr. Man kann auch ein paar Tropfen leicht angewärmtes Johanniskrautöl ins Ohr träufeln.

Herzklopfen, nervöses

Das Mittel Nr. 1 ist natürlich *Baldrian*. Man
gibt von meiner (auf S. 17 beschriebenen) Tinktur 10–12 Tropfen in eine gewöhnliche Tasse
Tee. Sehr gut ist auch folgende Kombination:
1 Teelöffel Fenchelkörner in 2 Tassen Wasser
schütten, 10 Minuten kochen lassen, abseihen.

Baldrian beruhigt

Von der Abkochung trinkt man eine kleine
Tasse, der man 20 Tropfen Baldrian zugesetzt
hat.
Oft hilft gegen Herzklopfen schon Zuckerwasser
mit einer Zitronenscheibe. Auch der *Rautenlikör*
(s. S. 117) tut gute Dienste.
Herzklopfen kann nervlich bedingt sein oder als
verhältnismäßig harmloses Symptom in den
Wechseljahren auftreten, es kann aber auch auf
eine ernsthafte Erkrankung hinweisen. Deshalb
möchte ich Ihnen hier nochmals ans Herz legen:
Gehen Sie zum Arzt, wenn Sie irgendwelche au-
ßergewöhnlichen Symptome feststellen.

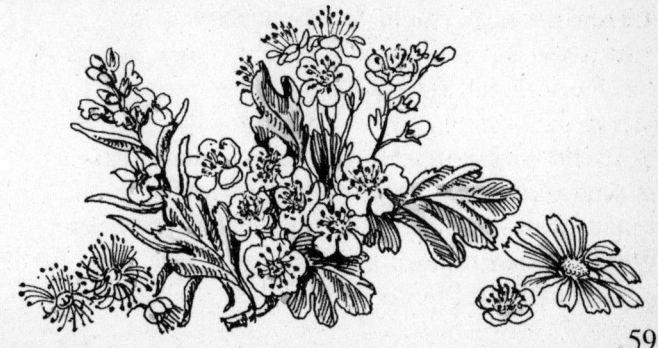

Herzschwäche

Für die leichtere Form der Herzschwäche gibt es viele gute Kräuteranwendungen, die sich im allgemeinen auch mit den vom Arzt verschriebenen Mitteln gut vertragen. Zur Sicherheit sollten Sie aber, wenn Sie meine Vorschläge aufgreifen wollen, *den Arzt vorher befragen.*

An erster Stelle möchte ich eine *Kur* mit zwei Tees empfehlen, die acht Tage lang dauert:

Herz-Tee Nr. 1:
Arnikablüten, Rosmarin, Weißdornblüten, Vogelmiere.

Von allen Kräutern je 3 Finger voll (Weißdorn nur 6 Blüten!) nehmen, mit $1/2$ l kochendem Wasser übergießen, 15 Minuten ziehen lassen, abseihen.

Herz-Tee Nr. 2:
Baldrianwurzel, Melisse, Nelkenwurz, Lindenblüten.

Ebenfalls von allen Kräutern je 3 Finger voll für einen Aufguß wie bei Tee Nr. 1 nehmen.

Nun trinkt man *4 Tage lang den Tee Nr. 1* und die nächsten *4 Tage den Tee Nr. 2*, immer eine halbe Stunde vor dem Schlafengehen.

Weißdornlikör

Ein sehr wirksames Herzmittel ist Weißdorn, der ja schon im Herz-Tee Nr. 1 eine wichtige Rolle spielt. Man kann ihn aber auch in angenehmerer Weise zu sich nehmen, nämlich als Likör. Das Rezept steht auf Seite 121.

Heuschnupfen

Beim Heuschnupfen, der die von ihm Geplagten alljährlich im Frühjahr und im Frühsommer heimsucht, ist in vielen Fällen eine *Anregung der Darm- und Leberfunktion* sehr empfehlenswert. Dazu eignet sich der folgende Kräutertee:
Faulbaumrinde,
Melissenblätter,
Odermennigkraut,
Pfefferminzblätter.
Von jedem 20 g nehmen, zusammenmischen.

Schon im Winter vorbeugen

Für einen Aufguß nimmt man 1 Eßlöffel Kräutergemisch je Tasse. Man sollte *schon im Winter anfangen*, morgens und abends jeweils 1 Tasse zu trinken, damit die Wirkung zur Heuschnupfenzeit einsetzen kann. Gleichzeitig sollte man sehr viel *Rohkost* zu sich nehmen.

Ist der Heuschnupfen da, wirken *Kopfdampfbäder mit Fichtennadel, Kamille und Schafgarbe,* je 1 Teelöffel voll auf 1 l kochendes Wasser, lindernd. Zur Behandlung des Heuschnupfens eignet sich auch die folgende Abkochung:
Olivenblätter 30 g,
Mistelzweige 20 g,
Eukalyptusblätter 10 g
in 1 l kochendes Wasser werfen, 15 Minuten kochen lassen. Abseihen. Man trinkt täglich 3 Gläser zwischen den Mahlzeiten.

Hexenschuß

Bei Hexenschuß ist es immer gut, *tüchtig zu
schwitzen*. Dabei hilft einem ein heißer Holun-
derblüten-Tee. Man übergießt 4 Eßlöffel Blüten
mit 1 l kochendem Wasser, läßt zugedeckt
15 Minuten ziehen und seiht dann ab. Jede
halbe Stunde sollte 1 Tasse getrunken werden.
Die schweißtreibende Wirkung der Holunder-
blüten können Sie verstärken, wenn man zur
Hälfte Lindenblüte beigibt und dem Tee außerdem 2 Teelöffel Zitronensaft zusetzt.
Auch rate ich Ihnen, den Rücken stündlich
mit *sehr warmem Essigwasser abzuwaschen*. Man
nimmt einen kräftigen Schuß Essig auf 1 l Wasser.

Heublumen auflegen

Bei starken Schmerzen hilft *die Auflage von
Heublumen- oder Kamillensäckchen*. Zwei
Handvoll Heublumen oder Kamillen werden in
einem Topf trocken erhitzt (einen Schuß Essig
zugeben), dann in ein Leinensäckchen gefüllt
und auf die schmerzende Stelle gelegt.
Günstig einwirken auf den Hexenschuß kann
auch eine *Wacholdertinktur*. 3–4 Eßlöffel Wacholderbeeren werden zerquetscht und mit
1 l Branntwein (Korn, Obstschnaps, Gin) oder
Wein angesetzt. Das gut verschlossene Glas stellt
man 14 Tage in die Wärme. Danach wird
durchgeseiht. Man nimmt 2 Wochen lang morgens und abends je 15–20 Tropfen auf ein Stück
Zucker oder in $^1/_2$ Glas Wasser.

Ischias

Das A und O jeder Behandlung ist Wärme. Ich
rate oft, einfach *überbrühte, warme Kohlblätter
aufzulegen.* Auch Hahnenfußkompressen bringen
Linderung. Zwei Handvoll Hahnenfuß werden in
1 l Wasser abgekocht. Nach dem Durchseihen
wird ein Leinenläppchen mit der warmen Flüssigkeit getränkt, leicht ausgedrückt auf die
schmerzende Stelle gelegt. Darauf kommt dann
noch ein angewärmtes, trockenes Handtuch.
Diese Kompresse wird mehrmals täglich gewech-
selt.
Schön warm müssen auch die *Heublumen-Wik-
kel* sein, die sich bei Ischias ebenfalls bewährt
haben. Kochen Sie 2 Handvoll Heublumen
$1/2$ Stunde lang in 1 l Wasser. In der abgesiebten
Flüssigkeit ein Leinentuch tränken, ausdrücken
und möglichst breit auf die gesamte Kreuz- und
Gesäßpartie legen.

Altes Volksmittel:
Kastanien

Auch ein Säckchen, das mit *frischen, zerschnittenen Farnwurzeln gefüllt* und auf die schmerzende
Stelle aufgelegt wird, ist oft sehr wirkungsvoll.
Ich möchte noch an ein uraltes Volksmittel erin-
nern. Das sind *3 Roßkastanien*, die man, wie
man hier bei uns sagt, im Hosensack tragen soll.
Sie wirken *vorbeugend gegen Ischias und Hexenschuß.*

Kopfschmerzen

Meine Empfehlungen gelten nicht dem Kopf-
schmerz, der durch organische Krankheiten oder
Neuralgien bedingt ist, sondern jener Art von
Kopfschmerzen, die als Folge von Streß, einer
ungesunden Lebensweise oder auch einer gewis-
sen Veranlagung auftreten.

Melisse entkrampft

Für diese *nervösen Kopfschmerzen* ist Melissen-
tee ein sehr gutes Mittel. 8–10 g Melissenblätter
werden mit 1/2 l Wasser aufgekocht. 10 Minuten
ziehen lassen und abseihen. Trinken Sie täglich
morgens und abends 1 Tasse.

Auch die folgende *Abkochung mit Flüssigex-
trakten* ist sehr zu empfehlen:

Passionsblume 5 g,

Baldrian 10 g,

Ginster 10 g,

Weide 5 g,

Kamille 20 g.

Diese Extrakte, die Sie in der Apotheke bekommen können, werden 10 Minuten lang in 1 l
Wasser gekocht. Von der Flüssigkeit nimmt man
dreimal täglich zwischen den Mahlzeiten je
1 Eßlöffel mit 1 Likörglas Honigwasser.

Und zum Schluß ein etwas *ungewöhnliches Mittel:* Man gibt *3 Teelöffel Salz in 1/2 l Kirschwasser*
und schüttet 1 Teelöffel davon in ein Glas
heißes Wasser. Das trinkt man dann in langsamen
Schlucken.

Krampfadern

Krampfadern sind zwar bei Frauen weit verbreitet und oft verursachen sie auch gar keine Beschwerden. Doch auch in solchen Fällen sollte man etwas tun, damit es nicht zu einer Verschlimmerung, womöglich gar zur Geschwürbildung (offenes Bein) kommt. Denn schließlich deuten Krampfadern ja nun einmal auf eine Gefäßschwäche oder Gefäßüberlastung hin.

Zur *äußerlichen Anwendung* rate ich Ihnen, täglich kalte Wickel um die Beine mit folgendem Absud zu machen: 1 Handvoll Zinnkraut wird in 1 l Wasser gekocht. 10 Minuten ziehen lassen und absieben. Statt Zinnkraut können Sie auch 1 Handvoll Eichenrinde nehmen.

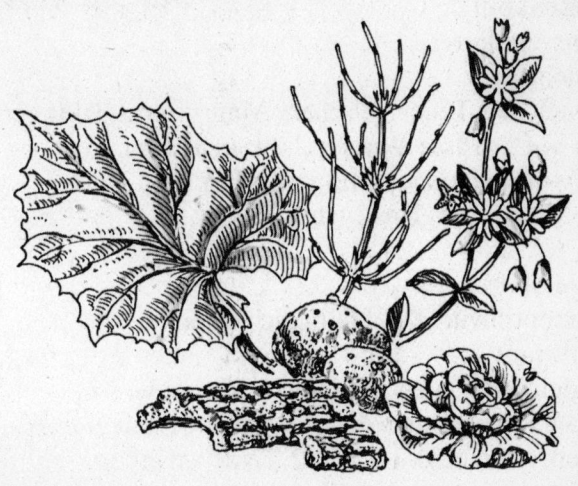

Gut wirken auch *kühlende Auflagen aus rohen Kartoffeln oder Weißkraut*. Auch Huflattich – und Salatblätter – eignen sich dazu. Die Auflage wird erneuert, sobald sie warm geworden ist.

Mit rohen Kartoffeln kühlen

Man kann auch *trockene Heublumen-Umschläge* machen. Die Heublumen werden trocken in einem Topf aufs Feuer gestellt; damit sie nicht verbrennen, wird ein wenig Essig dazugetan. Dann werden sie in einem Leinentuch um das Bein gelegt, das man natürlich hochlegen muß.

Zur *inneren Anwendung* ein paar Vorschläge für verschiedene Tees:

Tee Nr. 1:
Benediktenkraut,
Wiesenkönigin,
Melissenblätter,
Vogelmiere
zu gleichen Teilen mischen. Man nimmt 3 Finger voll auf 1 Tasse Wasser, läßt nach dem Kochen 10 Minuten ziehen und seiht dann ab. Nach jeder Mahlzeit 1 Tasse trinken.

Auch Tee kann helfen

Tee Nr. 2:
Salbeiblätter,
Tormentillwurzeln, kleingeschnitten,
Zinnkraut
zu gleichen Teilen mischen. 3 Finger voll mit 1 Tasse kochendem Wasser überbrühen, ziehen lassen, abseihen. Täglich 2 Tassen trinken.

Tee Nr. 3:
Angelikawurzel 40 g,
Faulbaumrinde 30 g,
Honigklee (Steinklee) 20 g,
Enzianwurzeln 10 g.
Von dieser Mischung nimmt man 1 Eßlöffel für
eine Abkochung mit 1 Tasse Wasser. Man trinkt
den Tee vor den Mahlzeiten, möglichst 3 Wochen lang. Er ist auch bei einer beginnenden
Venenentzündung zu empfehlen.

Liegt schon ein *Krampfadergeschwür* vor, ist
eine Breiauflage mit dem folgenden Gemisch zu
empfehlen. 30 g frische Efeublätter und 20 g
Spitzwegerichblätter werden $1/2$ Stunde lang in
kaltes Borwasser gelegt. Dann nimmt man sie
heraus, läßt sie abtropfen und zerkleinert sie mit
einem Wiegemesser, bis sie zu einem Brei werden. Den legt man auf das Geschwür und macht
einen Verband. Dreimal täglich erneuern, zwischendurch jedesmal vorsichtig mit Borwasser
abwaschen.

Thymian stillt Krämpfe

Erleichternd, weil *krampfstillend*, wirkt ein *Thymianbad*. Man übergießt 100 g Thymiankraut
mit 1 l kochendem Wasser, läßt ziehen und setzt
dann den Sud nach dem Abseihen einem Vollbad zu. Das Bad kann auch bei Bronchitis und
chronischem Husten empfohlen werden.

Kreislaufschwäche

All denen, die den *Kreislauf anregen* wollen,
kann ich zwei Teeaufgüsse empfehlen:

Tee Nr. 1:
Wegtritt (Vogelknöterich),
Arnika (ganzes Kraut),
Seifenkrautblätter oder -wurzeln,
Schafgarbe.
Je Kraut 2 Finger voll für 1 Tasse nehmen. Mit
kochendem Wasser überbrühen. 15 Minuten zie-
hen lassen. Abseihen. Morgens und abends
1 Tasse trinken.

Tee Nr. 2:
Johanniskraut,
Tausendgüldenkraut,
Brennesselblätter,
Mistelblätter,
Birkenblätter.
Je Pflanze 2 Finger voll pro Tasse nehmen. Mit
kochendem Wasser überbrühen, 15 Minuten zie-
hen lassen. Morgens nach dem Frühstück und
abends jeweils 1 Tasse trinken.

Ich kann aber auch wieder ein besser schmek-
kendes Getränk empfehlen: den selbst angesetz-
ten *Rosmarinwein*, dessen Zubereitung auf Seite
119 beschrieben wird.
Und außerdem ist auch bei Kreislaufschwäche
die *Wacholderbeerkur* (S. 18) eine gute, unter-
stützende Maßnahme.

Leberleiden

Es versteht sich, daß jede Erkrankung dieses lebenswichtigen und unersätzlichen Organs *in die Hand des Arztes gehört*. Darüber hinaus gibt es aber viele Mittel der Natur, die einen günstigen Einfluß auf die Behandlung nehmen können.

Gehen Sie zum Arzt

Tee Nr. 1:
Schlehdornblüten,
Johanniskraut,
Schafgarbe.
Je 3 Finger voll mit $1/2$ l kaltem Wasser aufkochen. Kurz ziehen lassen und abseihen. Morgens nüchtern trinken.

Tee Nr. 2:
Sauerampferwurzeln 10 g,
Queckenwurzeln 10 g,
Spargel 10 g
mit $1/2$ l Wasser überbrühen. 15 Minuten ziehen lassen und abseihen. Jeden Morgen nüchtern 1 Tasse trinken.

Tee Nr. 3:
30–50 g Petersilienwurzeln, kleingeschnitten, in 1 l Wasser 1 Stunde kochen. Abseihen. Dreimal täglich 1 Tasse trinken.
Für Leberkranke kann ich den *Zwiebelwein* und den *Wermutwein Nr. 1* auf Seite 122 empfehlen. Bei starken Schmerzen nimmt man täglich dreimal 1 Teelöffel Johanniskrautöl.

Lungenblähung

Knoblauch, die vielseitige Pflanze, eignet sich auch bei diesem Leiden, das meist eine Folge von chronischer Bronchitis oder Bronchialasthma ist, zur zusätzlichen Behandlung.

Am besten ist *der Genuß der frischen Zehe –* um den penetranten Geruch sollte man sich im Interesse der Gesundheit nicht allzusehr kümmern. Man nimmt $1/2$–1 Zehe, zerdrückt sie und legt sie zusammen mit Petersilie aufs Butterbrot. Oder man kocht den Knoblauch in Milch. Beides, *Petersilie und Milch, dämpfen den unangenehmen Geruch ein wenig.*

Man kann sich auch eine *Knoblauchtinktur selbst herstellten,* die sogar sehr haltbar ist. Dazu schält und zerkleinert man 40 g Knoblauchzehen und läßt sie in 100 g Alkohol 10 Tage stehen. Ab und zu kräftig schütteln. Die Flüssigkeit abgießen und 2 Tropfen Angelikawurzelöl hinzufügen, das mindert ebenfalls den Geruch.
15–20 Tropfen täglich einnehmen.

Wenn's auch riecht: Knoblauch!

Und hier noch ein guter Tee:
Alantknollen 40 g,
Ysopblätter 30 g,
Salbei 30 g,
Eukalyptusblätter 10 g.
5 Eßlöffel der Mischung werden in 1 l kochendes Wasser gegeben, 20 Minuten kochen lassen und abseihen. Man trinkt am besten dreimal täglich 1 Glas zwischen den Mahlzeiten.

Magengeschwüre

Als *Begleittherapie* von Magengeschwüren bieten
sich eine ganze Reihe von Heilkräutern an. Ich
möchte Ihnen hier aber eine ganz bestimmte
Teemischung zuerst nennen, weil ich mit ihrer
Hilfe einmal meine eigenen Magengeschwüre
zum Abheilen gebracht habe.

Getrocknete Ringelblumenblätter,
kleingeschnittene Spitzwegerichblätter,
Salbeiblätter,
Wermutblätter.
Je 3 Finger voll mischen und in 1 l kaltem Was-
ser aufkochen. Kurz ziehen lassen und abseihen.
Mit diesem Tee macht man *folgende Kur:*
2 Wochen lang täglich 2–3 Tassen trinken, 2
Wochen aussetzen, wieder 2 Wochen lang 2–3
Tassen täglich trinken und weiter so fortfahren,
bis eine Besserung eingetreten ist.

Hier noch eine andere beruhigende und ent-
krampfende Teemischung:

Eichenrinde 20 g,
Baldrianwurzel 20 g,
Hopfensprossen 20 g,
Quendel (Feldthymian) 20 g,
Tormentillwurzel 20 g.

*Ein Tee,
der entkrampft*

Man übergießt 2 Teelöffel der Mischung mit
1 Tasse kochendem Wasser, läßt ziehen und
seiht ab. Täglich dreimal schluckweise 1 Tasse
trinken.

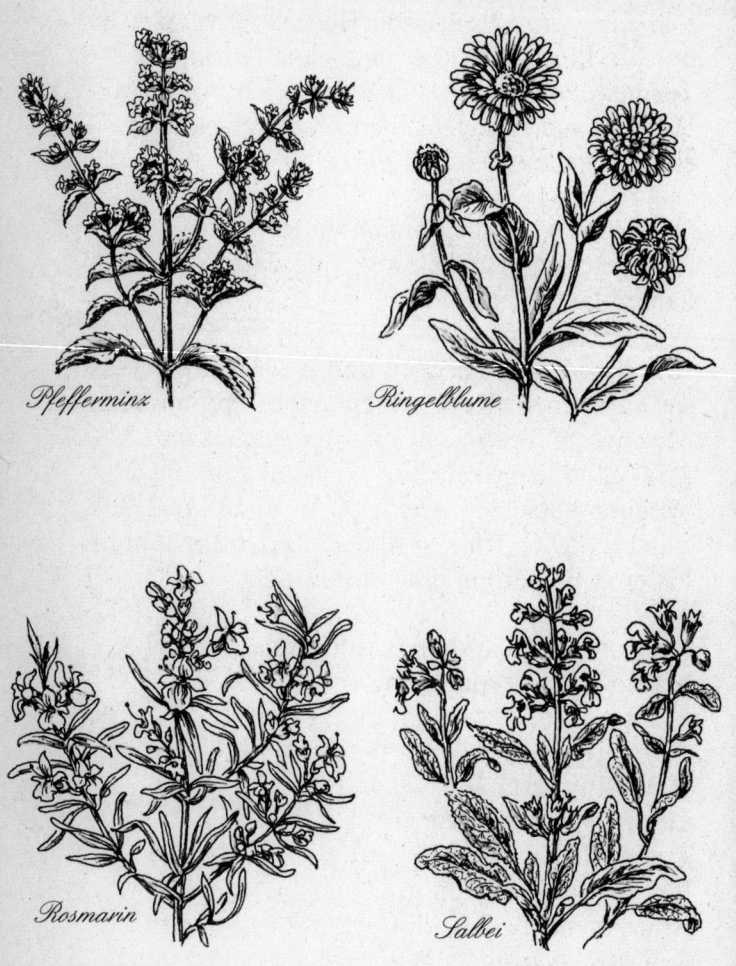

Pfefferminz

Ringelblume

Rosmarin

Salbei

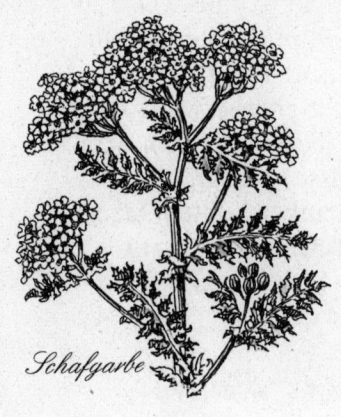

Schafgarbe

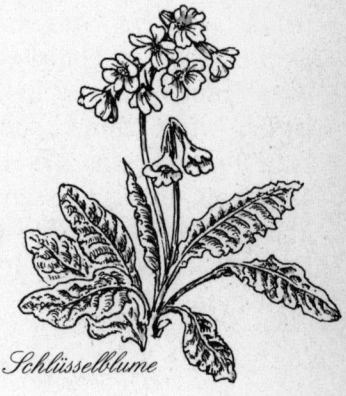

Schlüsselblume

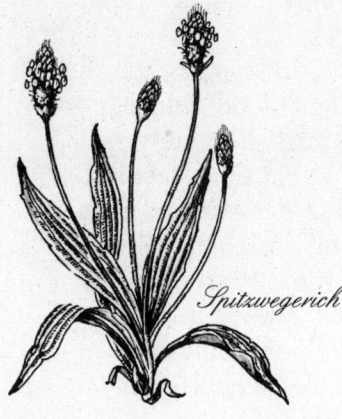

Spitzwegerich

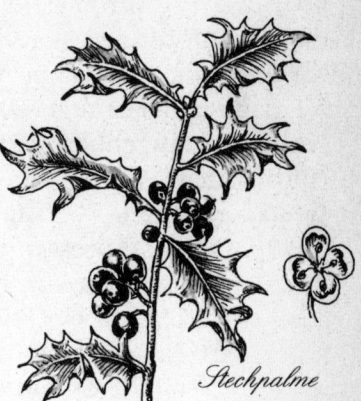

Stechpalme

Magenverstimmung

Wer einen schwachen Magen hat, dem empfehle
ich, täglich 2 Glas Zuckerwasser schluckweise zu
trinken. Oder *1 Glas Rotwein mit einem Eigelb
verquirlt* zu den Hauptmahlzeiten zu trinken.
Nicht ganz so angenehm, aber ebenso wirksam,
ist der bitter schmeckender *Wermuttee*, von dem
man aber nur eine kleine Tasse – möglichst
1 Stunde vor dem Essen – trinken sollte. Dazu
überbrüht man eine Prise Wermutblätter mit
kochendem Wasser, läßt $1/4$ Stunde ziehen und
seiht dann ab.

Wacholderbeeren kauen

Auch gegen Magenbeschwerden werden *Wacholderbeeren* als Hausmittel empfohlen. Man soll
über den Tag verteilt 8–15 Beeren kauen, aber
nicht schlucken.
Ich empfehle außerdem *Angelikatinktur,* die die
Verdauung gut anregt: 200 g frische, feinge-
schnittene Angelikawurzel mit 1 l Branntwein
(Obstschnaps, Korn, Gin) in ein Glas geben, fest
verschließen und 4–5 Tage in der Wärme stehen
lassen. Dann auspressen und absieben. Treten
Magenbeschwerden auf, mittags nach dem Essen
15–20 Tropfen auf ein Stück Zucker nehmen.
Oder statt Angelikatinktur Baldriantinktur,
aber nur 10–12 Tropfen. Bei Magendrücken
empfiehlt sich *Kamillenwein* (S. 114) vor dem
Mittagessen, in schweren Fällen kann man zur
Linderung warme *Essigwasser*-Umschläge machen.

Muskelkrämpfe

Meist ist eine schlechte Durchblutung die Ursache von Muskelkrämpfen, die gewöhnlich in den Waden und im Fuß auftreten. Dann hilft fast immer *Massage*. Außerdem kann man *feuchtwarme* Umschläge machen.

Feuchtwarme Umschläge

Dazu werden 80 g Gänseblümchenblätter und 30 g Minzeblätter mit 1 l Wasser kurz aufgekocht. Für den Umschlag verwendet man einen Leinenlappen, der in die abgeseihte Flüssigkeit getaucht wird. Vor dem Auflegen kurz auspressen. Um die Durchblutung zu verbessern, empfiehlt sich auch ein Aufguß aus folgender Kräutermischung:

Gänsefingerkraut 30 g,
Weißdornblüten und -früchte 20 g,
Quendelkraut 20 g,
Rautenblätter 10 g,
Melissenblätter 10 g.

Von dieser Mischung nimmt man 1 Eßlöffel, übergießt ihn mit 1 Tasse kochendem Wasser, läßt 15 Minuten ziehen und seiht dann ab. Man trinkt täglich dreimal 1 Tasse warm.

Sehr oft treten die Krämpfe *nachts* auf. Es ist dann zu erwägen, ob man nicht auf einer *mit Farnkraut gefüllten Matratze* schlafen sollte. Wie die Wirkung des Farnkrauts zustande kommt, ist mehr oder weniger noch ungekärt, aber vielen Menschen wurde dadurch geholfen.

Nasenbluten

Nicht den Kopf zurückbeugen, sondern aufrecht
sitzen oder liegen mit angehobenem Kopf! Der
bekannte *kalte Umschlag im Nacken* kann wirkungsvoll sein, bei nur leichter Blutung hilft
auch oft schon ein Zusammenpressen der Na-
senflügel. Im übrigen sollte man ruhig aus-
schneuzen, natürlich ohne zu pressen.

Roher Zwiebelsaft

Bei stärkerem Bluten hilft oft *roher Zwiebelsaft*,
den man in die Nase träufelt. Eventuell tränkt
man einen Gazestreifen mit dem Saft und stopft
ihn sich in das Nasenloch. Sie können auch frischen Brennesselsaft nehmen.
Zur Tamponade und zu Spülungen kann man
eine Abkochung aus Eichenrinde und Tormentillwurzel verwenden. Man nimmt je 20 g, mischt
sie und bereitet mit 1 Eßlöffel der Mischung und
1 Tasse kochendem Wasser die gewünschte Abkochung. Abseihen und erkalten lassen, bevor
sie angewendet wird.

Achtung: Bei älteren Menschen kann Nasenblu-
ten auf einen *erhöhten Blutdruck* oder eine *Arte-
riosklerose* hinweisen.

Nervosität

Nervösen Menschen rate ich zu der *Wacholder-beerkur* (S. 18). Auch ist es ratsam, täglich 10–12 *Baldriantropfen* in 1 Glas Wasser zu sich zu nehmen (S. 17).

Ich nenne hier noch zwei Tees, die gute Hilfe leisten können:

Tee Nr. 1:
Pfefferminzblätter,
Salbeiblätter,
Baldrianwurzeln,
Melissenblätter,
zusammen 10 g, mit $^1/_8$ l kochendem Wasser überbrühen. Ziehen lassen und abseihen. 3 Orangenblüten in etwas Wasser 10 Minuten kochen, abseihen, die Flüssigkeit zum Aufguß schütten. Täglich 2 Tassen trinken.

Tee Nr. 2:
Schafgarbenkraut,
Erdbeerblätter,
Ringelblumenblüten,
Lavendelblüten,
Pfeffernminzblätter,
je 1 Prise, mit $^1/_2$ l kaltem Wasser aufsetzen, einmal aufkochen lassen und abseihen. 14 Tage lang morgens und abends 1 kleine Tasse trinken. Dann 14 Tage aussetzen und wieder 14 Tage die Teekur machen und so weiter.
Ein bekanntes gutes Mittel zur Nervenberuhi-

gung ist auch eine *warme Tasse Milch mit Honig*, die man jeden Abend *vor dem Schlafengehen* trinkt.

Bei Alpdruck:

Anis

Macht sich die Nervosität ganz besonders in einer Neigung zum *Alpdruck* bemerkbar, empfiehlt es sich, vor dem Schlafengehen 1 Eßlöffel Anissamen mit etwas Wasser zu sich zu nehmen. Oder man trinkt den folgenden Tee:
Melissenblätter,
Orangenblüten,
je 1 Prise, werden mit 1 Tasse kaltem Wasser zum Kochen gebracht. Den Tee ¼ Stunde ziehen lassen und abseihen. Lauwarm trinken.
Ein sehr gutes Mittel ist auch *Lindenblütentee* mit Honig. Man nimmt für den Aufguß 1 Teelöffel auf 1 Tasse.

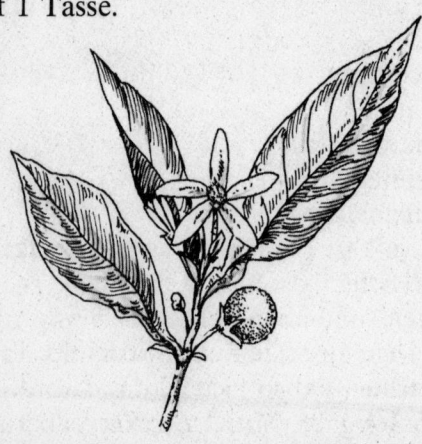

Neuralgie

Einige Heilpflanzen-Bäder vermögen die schmerzhaften Zustände erheblich zu bessern. Zu ihnen gehört das *Zinnkraut-Bad*, für das 100 g Zinnkraut in 1 l Wasser 15 Minuten gekocht wird. Den abgeseihten Sud gibt man dem Vollbad zu.

Für das *Thymian-Bad* werden 100 g Thymiankraut mit 1 l kochendem Wasser übergossen. Man läßt 10 Minuten ziehen, seiht ab und setzt den Sud dem Vollbad zu. Und auch das bekannte *Fichtennadel-Bad* wirkt sich durch die Anregung der Hautnerven günstig auf Neuralgien aus. Man verwendet am besten einen gebrauchsfertigen Fichtennadelextrakt, den man in Apotheken und Drogerien bekommt.

Zum Einmassieren in die schmerzende Stelle eignet sich eine Mischung von Zitronensaft (15 g) und Kampferalkohol (10 g). Nach dem Massieren bindet man ein Wolltuch darüber.

Man kann auch täglich mit folgender Mischung eine Einreibung machen:
Thymianblätter 20 g,
Anissamen 30 g,
Basilikumblätter 20 g
werden 10 Minuten lang mit 100 g Olivenöl gekocht. Absieben und vor dem Einreiben etwas abkühlen lassen. Auch hier wird danach die Stelle *mit einem Wolltuch bedeckt.*

Nierenbeschwerden

Vernachlässigte Nierenerkrankungen führen sehr oft zu unangenehmen und hartnäckigen Beschwerden, mit denen Sie das ganze Leben lang zu tun haben können. Gehen Sie also zum Arzt, wenn Schmerzen in der Nierengegend auftreten. Diese werden übrigens *häufig mit Bandscheibenbeschwerden verwechselt* und umgekehrt.

Spargel reinigt die Nieren

Die folgenden Vorschläge können sich als begleitende Behandlung nützlich erweisen:
30 g Johanniskraut oder 30 g Maisbart oder
10 g Veilchen (Blätter oder Blüten)
jeweils mit 1 l kaltem Wasser aufsetzen und zum Kochen bringen. Kurz ziehen lassen und abseihen. Man trinkt am besten morgens nüchtern und abends vor dem Schlafengehen 1 Tasse.
Als nierenreinigend ist der *Spargel* bekannt. Zum »Durchspülen« trinkt man deshalb morgens nüchtern 2–3 Glas Spargelwasser. Dazu werden 60 g Spargel 5–10 Minuten lang in 1 l Wasser gekocht.
Eine Salbe, mit der man *die Nierengegend morgens und abends einreibt,* kann man sich ganz leicht selbst herstellen. Man reibt 100 g Selleriewurzel und kocht sie in 200 g Schweinefett langsam, bis die Wurzeln braun sind.
Wacholderbeeren *fördern die Nierenfunktion.* Kauen Sie 8–10 Beeren morgens nüchtern. Nicht herunterschlucken!

Prellungen, Bluterguß

Arnika kann auch hier helfen. Tränken Sie ein
Leintuch oder etwas Watte mit Arnikatinktur
(S. 16), die Sie eventuell mit etwas Wasser verdünnen, und machen Sie eine *Kompresse*, die auf
die Prellung oder den Erguß gebunden wird. Sie
sollte morgens und abends erneuert werden.
Arnika ist auch in dem folgenden Aufguß enthalten:

Arnikablüten 10 g,
Beinwellwurzeln 30 g,
Thymianblätter 20 g.
Die Mischung wird mit $1/2$ l kochendem Wasser
überbrüht. Nach kurzem Ziehenlassen abseihen.
Erkalten lassen. Mit der Flüssigkeit *Umschläge
machen*, die immer wieder erneuert werden.

Auch Eisenkraut (Verbena) eignet sich für einen
Umschlag. Man läßt 1 Eßlöffel von Kraut und
Wurzeln, kleingeschnitten, in $1/4$ l Wasser
10 Stunden ziehen. Mit dieser Flüssigkeit wird
der Umschlag getränkt.

Regelstörungen

Viele Frauen leiden unter Menstruationsbe-
schwerden. Bei den einen ist die Regel zu stark,
bei den anderen zu schwach, und in den meisten
Fällen wird die Regelstörung auch noch von
Schmerzen begleitet. Eine fachärztliche Untersu-
chung ist in jedem Falle angebracht, doch gibt es
eine Reihe von Heilkräutern, die auf die weibli-
chen Geschlechtsorgane einwirken.

Raute und Rosmarin regen an

So fördern zum Beispiel Raute und Rosmarin
die *Durchblutung der Gebärmutter* und kommen
deshalb auch zur Behebung einer zu schwachen
oder zu seltenen Menstruation in Frage. Hier ein
paar Anwendungen:

Rauten-Tee:
1 Teelöffel Rautenblätter wird mit 1 Tasse kochendem Wasser überbrüht. 5–10 Minuten ziehen lassen und abseihen. Man fängt mit dem Tee
3 Tage vor dem erwarteten Beginn der Regel an
und trinkt nicht mehr als 2 Tassen täglich.

Rosmarin-Tee:
1 Teelöffel Rosmarinblätter mit 1 Tasse kochendem Wasser übergießen. 5–10 Minuten ziehen
lassen. 1–2 Tassen täglich schluckweise trinken.

Tee-Mischung:
Rosmarinblätter 50 g,
Rautenblätter 40 g,
Aloepulver 10 g.
Mit 1 Teelöffel dieser Mischung und 1 Tasse
Wasser wird ein heißer Aufguß gemacht, den
man etwa 10 Minuten ziehen läßt und dann ab-
seiht. Man trinkt morgens und abends 1 Tasse
warm und beginnt damit 8 Tage vor der zu er-
wartenden Regel.
Bei einer *zu heftigen und schmerzhaften Men-
struation* können die folgenden beiden Teemi-
schungen helfen:
Tee Nr. 1:
Baldrianwurzel,
Kamillenblüten,
Pfefferminzblätter
zu gleichen Teilen mischen. Mit 1 Eßlöffel der
Mischung und 1 Tasse kochendem Wasser einen
Aufguß machen. 10 Minuten ziehen lassen, dann
abseihen. Einmal täglich 1 Tasse warm trinken.

Tee Nr. 2:
Zinnkraut 40 g,
Hirtentäschchen 40 g,
Brombeerblätter 20 g.
3 Eßlöffel dieser Mischung werden mit ¹/₂ l
Wasser kurz aufgekocht. Abseihen. Man nimmt
jede Stunde 1 Eßlöffel, bis sich die Regelblutung
wieder normalisiert hat.
Bei *zu schwacher Regel* kann man auch den
Rosmarinwein (S. 119) trinken. Man nimmt
2 Likörgläser am Tage.

Rheuma

Wie schon beim Hexenschuß und Ischias (siehe
dort) können *Heublumen-Umschläge* auch bei
Rheuma helfen. Sie sollten es aber auch einmal
mit *Klettenblättern* versuchen. Lassen Sie 20 g
über Nacht in 1 l Essig ziehen. Am nächsten Tag
legt man die Blätter, die man vorher leicht abtropfen läßt, auf die schmerzende Stelle und bindet ein warmes, weiches Tuch darüber. Zum
Einreiben kann ich zwei Tinkturen empfehlen:
Johanniskraut-Tinktur:
Füllen Sie ein 1-l-Einmachglas zur Hälfte mit
Johanniskrautblüten und gießen Sie dann mit
40–50%igem Branntwein bis zum Rand auf.
Lassen Sie das gut verschlossene Glas einen Monat lang an einem warmen Ort stehen. Die Flüssigkeit färbt sich dabei blutrot. Nach dem Abseihen haben Sie ein *Einreibemittel,* das Sie nach
Bedarf verwenden können. Es ist besonders
wirksam, wenn eine Massage oder ein wärmen-
des Bad vorhergegangen ist.

Tinkturen zum Einreiben

Farnkraut-Tinktur:
2 Handvoll frische Farnkrautblätter werden
kleingeschnitten. Das Farnkraut gibt man in eine
Flasche, gießt sie mit Branntwein (Obstschnaps,
Korn, Gin u. a.) voll und läßt sie eine Woche
lang an einem warmen Ort stehen. Danach wird
die Tinktur abgesiebt. Sie wird ebenfalls nach
Bedarf zum Einreiben verwendet.

Zum Einreiben eignet sich auch eine *Kamillen-salbe*, die man so herstellt:
10 g Kamille in 50 g Öl oder Schmalz erhitzen.
Den Brei auspressen und 5 g Kampferpulver daruntermengen.

Zur *innerlichen Anwendung* empfehle ich die *Wacholder-Tinktur*, die im Abschnitt »Hexen-schuß« beschrieben wird. Außerdem den folgen-den Tee:
Birkenblätter 2 Eßlöffel,
Wermutblätter 1 Teelöffel
mit 1 l kochendem Wasser übergießen.
10 Minuten ziehen lassen und abseihen. Täglich 2–3 Tassen trinken, möglichst 2 Wochen lang.

Heilkraft im Farnkraut

Auch ein *Fußbad mit Farnkrautwurzeln* vermag gute Dienste zu leisten. Vorsicht: Die Farn-krautwurzel ist giftig! Man nimmt 2–3 frische Wurzeln, schneidet sie klein und kocht sie in 3–4 l Wasser $1/2$ Stunde lang. Ebenfalls $1/2$ Stunde lang badet man in diesem heißen Wasser abends die Füße. 14 Tage lang wiederholen. Die Wir-kung wird verstärkt, wenn man einmal täglich 1 Tasse Hagebuttentee trinkt.

Im Abschnitt »Muskelkrämpfe« wies ich darauf hin, daß das Schlafen auf einer mit Farnkraut gefüllten Matratze unter Umständen eine sehr günstige Wirkung haben kann. Dies gilt auch für manche rheumatischen Beschwerden.

Schlaflosigkeit

Mitunter sind die ganz einfachen Mittel, die wenig Aufwand erfordern, die besten, um einer gesundheitlichen Störung Herr zu werden. So kann schon ein *heißes Fußbad am Abend* das Einschlafen erleichtern. Noch besser ist ein *Wechselbad*: dreimal heiß, dreimal kalt, wobei das letzte Bad kalt sein muß. Man trocknet sich nicht ab, sondern zieht Strümpfe an und geht schnell zu Bett. Zu beachten ist, daß beim Fußbad auch der Unterschenkel miteinbezogen werden muß. Manchmal helfen auch Abwaschungen der Füße mit *Essigwasser*.

Das einfachste Mittel: Zuckerwasser

Ein ganz einfaches Mittel ist auch 1 Glas Zuckerwasser oder 1 Glas warme Milch mit Honig. Auch sie können oft das Einschlafen erleichtern. Gegen Schlaflosigkeit nimmt man auch die beiden nachstehenden Kräutertees:
Schafgarbenkraut 3 Finger voll,
Schlüsselblumen 3 Finger voll,
Orangenblüten 3 Stück.
In $\frac{1}{2}$ l kaltem Wasser zum Kochen bringen, ziehen lassen und abseihen. Abends 1 Tasse trinken. Wer zu Nachtschweiß neigt, sollte abends 1 Tasse kalten Salbeitee trinken. Man bereitet ihn so zu:
2–3 Finger voll Salbeiblätter mit 1 Tasse kaltem Wasser zum Kochen bringen, kurz, aber stark kochen, durchseihen und kalt werden lassen.

Schnupfen

Ein Schnupfen kann uns unterschiedlich stark zu schaffen machen, je nachdem, ob wir etwas gegen ihn tun oder uns dem »laufenden Elend« ergeben.

Zwiebelumschlag um den Hals

Hier ein paar lindernde Maßnahmen:
Zwiebeln in Ringe schneiden, weich kochen und mit ihnen einen *Halsumschlag* machen. Dazu legt man die Zwiebeln in ein Leinentuch, das dann um den Hals gewickelt wird. Außen herum kommt noch ein Handtuch. Als »Begleitung« wird Zinnkrauttee getrunken: 3 Finger voll Zinnkraut auf eine Tasse Wasser. Nach dem Aufbrühen ziehen lassen und durchseihen.

Als gutes Hausmittel gegen den lästigen Schnupfen, das noch dazu gut schmeckt, empfiehlt sich auch ein *Rotwein-Punsch*. Ein halber Liter Rotwein wird mit Stangenzimt, Nelken und etwas Zucker erhitzt. Ganz heiß trinken!

Bei starkem Schnupfen: Frischen *Zitronensaft* oder verdünnte (20 Tropfen auf 1 Glas Wasser) *Arnikatinktur* durch die Nase hochziehen. Wem eine Zitrone zu stark ist, sollte verdünnen oder *Salzwasser* (1 Teelöffel Kochsalz auf $1/2$ l destilliertes Wasser) nehmen.

Noch ein Tip: Zeigefinger in *Glyzerin* tauchen und vorsichtig *die Nasenschleimhaut bestreichen*.

Eukalyptus
befreit

Befreiend wirkt auch das *Inhalieren von Eukalyptusdämpfen*. Man gießt wenige Tropfen Eukalyptusöl in einen Topf mit kochendheißem Wasser und atmet etwa 5 Minuten lang unter einem Badetuch die Dämpfe durch die Nase ein.

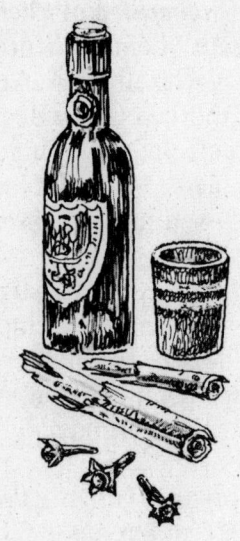

Sodbrennen

Bei akutem Sodbrennen hilft oft schon *Zitronensaft*. Man nimmt 15–20 Tropfen mit einem Eßlöffel kaltem Wasser.

Einen Monat lang roher Kartoffelsaft

Tritt das Sodbrennen häufiger auf, kann man eine *Kartoffel*-Kur versuchen. Man reibt zwei rohe Kartoffeln und preßt sie aus. Von dem Saft nimmt man zweimal täglich 1 Eßlöffel vor dem Essen. Die Kur sollte einen Monat lang dauern. In manchen Fällen ist auch die *Wacholderbeerkur* (S. 18) hilfreich. Wacholder vermag nämlich eine bessere Durchblutung der gestörten Magenschleimhaut herbeizuführen.
Und hier noch zwei Tees:

Pfefferminz-Tee:
1 Handvoll Pfefferminze in
1 l Wasser
zum Kochen bringen. Kurz ziehen lassen, abseihen. Nach dem Essen 1 Tasse warm trinken.

Teemischung:
Lindenblüten,
Johanniskraut,
Kamillenköpfe,
Orangenblüten,
je 3 Finger voll, mit 1 l kochendem Wasser übergießen. 15 Minuten ziehen lassen und abseihen. Ebenfalls nach dem Essen 1 Tasse warm trinken.

Stirnhöhlenentzündung

Zusätzlich zu den Medikamenten, die Ihnen Ihr Arzt bei einer akuten Stirnhöhlenentzündung sicherlich verschreiben wird, kann ich Kopfdampfbäder mit der *entzündungshemmenden Kamille* empfehlen. Man nimmt dazu einen guten Eßlöffel Kamille auf 1 l kochendes Wasser. Hüllen Sie Ihren Kopf und den Topf gut mit einem großen Badetuch ein. Oder nehmen Sie einen Inhalationstrichter. Wichtig ist, durch die Nase einzuatmen.

Ein anderes, ebenfalls recht wirksames Kopfdampfbad können Sie so herstellen:
Eukalyptusblätter 50 g,
Thymianblätter 30 g,
Minzenblätter 30 g.
3–4 Eßlöffel dieser Mischung mit 1 l kochendem Wasser übergießen. Das Dampfbad sollte bis zu *viermal täglich* durchgeführt werden.

Breiumschlag um die Stirn

Breiumschläge um die Stirn können ebenfalls günstig auf die Entzündung einwirken:
Bockshornklee, Mehl 100 g,
Iriszwiebeln, pulverisiert 100 g,
Kamillenblüten, pulverisiert 50 g,
Weizenmehl 50 g.
Von dieser Mischung werden 50 g so lange mit etwas Wasser gekocht, *bis ein Brei entsteht.* In ein Tuch streichen, um die Stirn legen. Auch der *Zwiebelumschlag* von Seite 89 hilft.

Verstopfung

Gute Verdauung und geregelter Stuhlgang sind
Voraussetzungen für eine gute Gesundheit. Fal-
sche Ernährungsweise, Bewegungsmangel und
innere Unausgeglichenheit wirken sich jedoch in
unserer Zeit mehr und mehr als *Störfaktoren einer normalen Darmfunktion* aus. So leiden viele
Menschen an Verstopfung, und die meisten von
ihnen greifen zu chemischen Abführmitteln, die
bei längerer Einnahme den Darm schädigen.
Dabei gibt es so viele natürliche Hausmittel.
Bekannt ist die Wirksamkeit *eingeweichter
Backpflaumen.* Man weicht 10 Stück über Nacht
in ¹/₂ l warmem Wasser ein. Morgens ißt man
die Pflaumen nüchtern und *trinkt das Einweich-
wasser dazu.*

Ähnlich kann man es mit getrockneten Feigen
machen. 5–10 Stück werden über Nacht in warmem Wasser eingeweicht. Am Morgen nüchtern
essen und das Wasser dazu trinken. Am besten
führt man die *Feigen-Kur 14 Tage lang* durch.
Sie können aber auch morgens nüchtern *1–2
Eßlöffel rohes Sauerkraut* essen.
Sehr wirksam ist die folgende Tee-Kur:
Schlehdornblüten,
Stiefmütterchenblüten,
je 3 Finger voll, werden in ¹/₂ l Wasser aufgekocht. Kurz ziehen lassen und absieben. Man
trinkt 4 Tage lang jeden Abend 1 Tasse.
Verdauungsfördernd ist auch der *Tausendgül-
denkraut-Wein Nr. 1* (Seite 120).

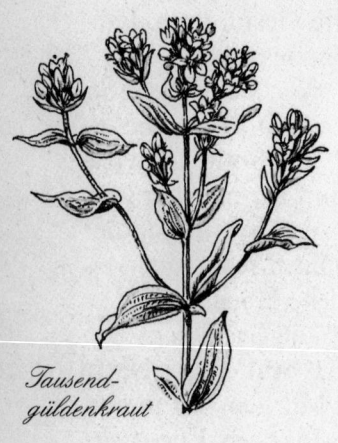

*Tausend-
güldenkraut*

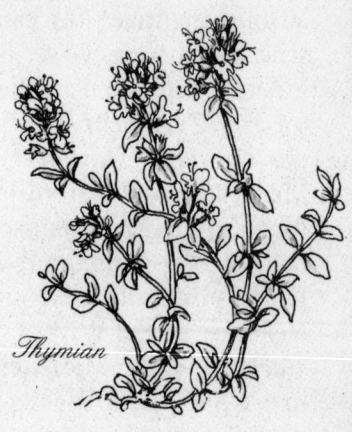

Thymian

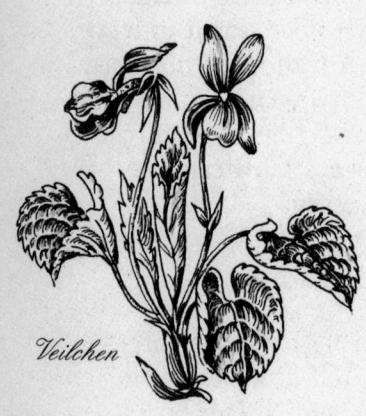

Veilchen

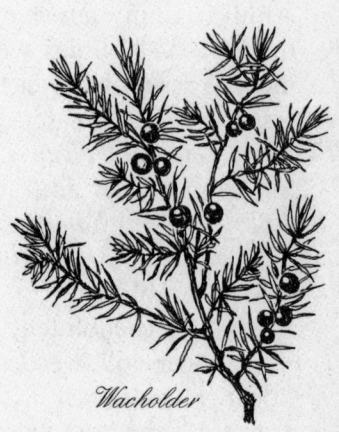

Wacholder

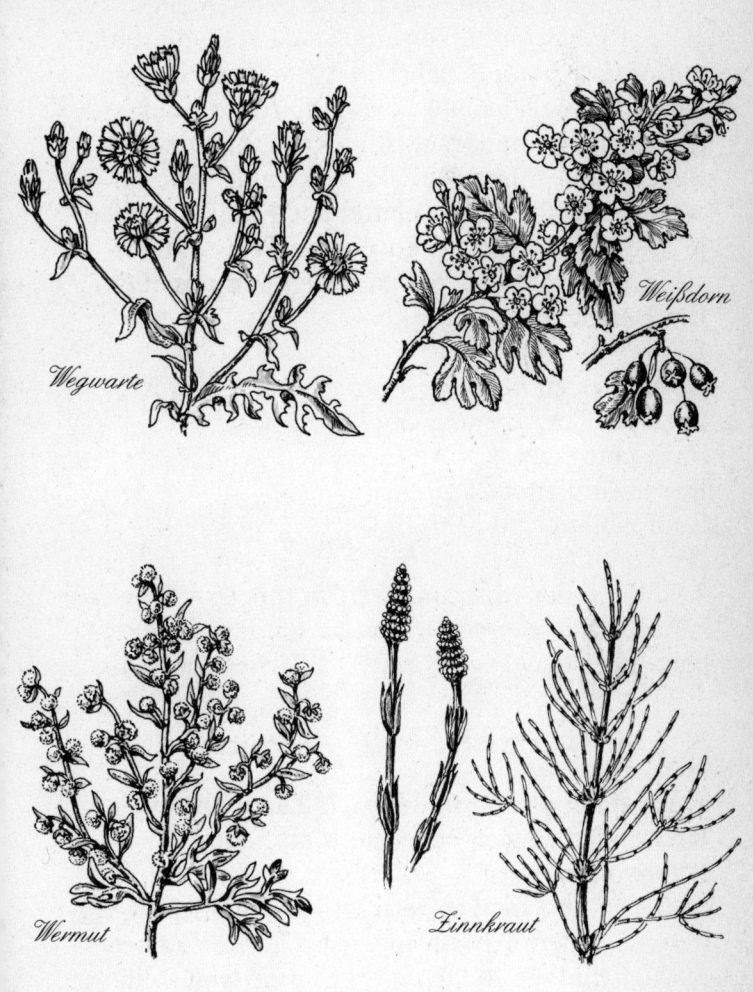

Wegwarte

Weißdorn

Wermut

Zinnkraut

Wechseljahre

In den Wechseljahren der Frau können eine
ganze Reihe von Beschwerden auftreten, die man
mit natürlichen pflanzlichen Mitteln gut lindern
kann. Die sogenannte »*fliegende Hitze*«, ein
plötzlicher Blutandrang zum Kopf, kann zum
Beispiel mit folgendem Tee bekämpft werden:
Johanniskraut, Rautenblätter und Kamillenblüten,
je 3 Finger voll, mit ½ l kochendem Wasser übergießen. 15 Minuten ziehen lassen und abseihen.
Bei Bedarf 1 Tasse trinken.

Kommt es zu *nervösen Reizerscheinungen*, ist
folgende Teemischung empfehlenswert:
Baldrianwurzel 5 g,
Rosmarinblätter 20 g,
Rautenblätter 20 g,
Arnikablüten 5 g.
2 Eßlöffel der Mischung werden mit ½ l Wasser
zum Kochen gebracht. Kurz ziehen lassen, abseihen. Über den Tag verteilt 1–2 Tassen trinken.

Fußbad mit Meersalz

Auch ein *Fußbad mit Meersalz* kann auftretende
Kreislaufstörungen beheben. Man nimmt 1
Handvoll Salz auf 2–3 l Wasser. Das Bad soll so
heiß sein, wie man es verträgt – es empfiehlt
sich, nach dem Abkühlen wieder heißes Wasser
nachzuschütten. Mehr als ¼ Stunde lang sollte
es aber nicht dauern! Im übrigen können Sie
statt Meersalz auch einfaches Kochsalz nehmen.

Wurmerkrankungen

Wenn sich Kinder häufig am After kratzen und abends auch vor Juckreiz kaum einschlafen können, handelt es sich meist um *Madenwürmer*. Man kann sie übrigens nachts am besten feststellen, weil sie unter Einwirkung der Bettwärme aus dem After kriechen.

Wermuttee wirkt wurmtreibend

Als wurmtreibendes Mittel bei Madenwürmern, aber auch bei Spulwürmern, eignet sich *Wermut*. Man trinkt 5 Tage lang morgens auf nüchternen Magen 1 Tasse verdünnten Wermuttee. Dazu übergießt man 1 Prise Wermutblätter mit 1 Tasse kochendem Wasser, läßt kurz ziehen und seiht dann ab. Mit der gleichen Flüssigkeit kann man auch ein Leinenläppchen tränken und *äußerliche Umschläge* machen.

Man kann diese Pflanzen aber auch für einen *Einlauf* verwenden. Dazu nimmt man 40 g Wermutblätterspitzen und 10 g Aloepulver. Man übergießt diese Mischung mit 1/2 l kochendem Wasser, läßt kurz ziehen und seiht dann ab. Das Klistier muß morgens nüchtern gegeben werden.

Und hier noch zwei Anwendungen gegen *Spulwürmer*, die aber auch ebensogut bei Madenwürmern verwendet werden können:
Knoblauchzwiebel 10 g,

Kamillenblüten 10 g,
Rainfarnblüten, fein geschnitten 5 g,
Thymuskraut, fein geschnitten 5 g.
Mit 1 l kochendem Wasser wird ein Aufguß zubereitet, 10 Minuten ziehen lassen und abseihen.
Mit ihm machen wir einen *Einlauf. Achtung,
Rainfarn ist giftig! Den Arzt konsultieren!*

Baldrianwurzel,
Silberdistel,
Enzianwurzel,
Tausendgüldenkraut,
Wermutblätter,
je 20 g, miteinander mischen. Von dieser Mischung 1 Eßlöffel mit 1 Tasse Wasser aufkochen, ziehen lassen und abseihen. Der Tee wird
tagsüber schluckweise getrunken.

Zur Vertreibung des *Bandwurms* kommen vor
allem Wurmfarn, Rainfarn und Alant in Frage.
Dies sind aber *sehr stark wirkende Drogen, die
beiden Farnarten zudem noch giftig, so daß es
besser ist, wenn der Laie seine Finger davon
läßt. Lassen Sie sich in einem solchen Fall eine
Verschreibung vom Arzt geben.*
Wichtig: Mit allen Wurmkuren müssen auch abführende Maßnahmen einhergehen. Bei Madenund Spulwürmern sollte außerdem wegen der
leichten Übertragbarkeit *immer die ganze Familie die Kur mitmachen.* Es versteht sich, daß
peinliche Sauberkeit (z.B. gründliches Bürsten
der Fingernägel) und häufiger Wäschewechsel die
Maßnahmen begleiten müssen.

Zahnfleischentzündung

Bei diesen Beschwerden sind *Arnika* und *Kamille* sehr gute Mittel. Man kann mit der Arnikatinktur (S. 16) entweder eine entzündete Stelle bepinseln, oder man nimmt 20 Tropfen auf ein Glas Wasser und spült damit mehrmals täglich. Das tut man auch mit einem Kamillenblütenaufguß, zu dem man 1 Eßlöffel Kamillenblüten mit 1 Tasse kochendem Wasser überbrüht. 15 Minuten ziehen lassen und abseihen. Auch Spülungen mit Zusatz von Myrrhentinktur aus der Apotheke tun gute Dienste.

Entzündungswidrig wirkt auch die folgende Mischung:
Tormentillwurzel 50 g,
Eichenrinde 50 g.
Mit 1 Tasse Wasser wird $1/2$–1 Eßlöffel der Mischung aufgekocht. Ziehen lassen und abseihen. Vor dem Spülen etwas abkühlen lassen.

Kalmus sehr zu empfehlen

Zum Schluß möchte ich aber noch die Kalmuswurzel als hervorragendes und auch vorbeugendes Mittel gegen Zahnfleisch und Mundschleimhautentzündungen empfehlen. Man macht einen kalten Aufguß: 1 Teelöffel kleingeschnittene Wurzel auf 1 Glas Wasser. 12 Stunden ziehen lassen, abseihen und damit spülen. Sie können auch die Wurzelstückchen im Mund zerkauen (nicht herunterschlucken!).

Körper- und Schönheitspflege

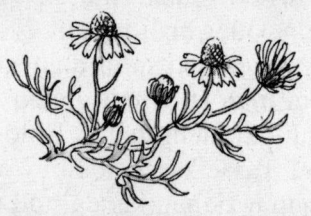

Auch für die Körperpflege und die Erhaltung der Schonheit sind die natürlichen Mittel aus dem Pflanzenreich unentbehrlich. Richtig angewendet, sind sie nicht nur schonender als die chemischen Produkte der Kosmetikindustrie, sondern auch sehr preiswert. Sie tun also nicht nur Ihrem Körper etwas Gutes, wenn Sie sich ihrer bedienen, sondern entlasten auch Ihren Geldbeutel.

Eine gesunde und schöne Haut bildet sich von innen heraus aus einem Organismus mit ungestörten Funktionen. Deshalb finden Sie in diesem Kapitel neben Kompressen, Tinkturen und Salben auch wieder Kräutertees, die entschlacken und die Durchblutung fördern.

Den besten Gefallen tun Sie Ihrer Haut, wenn Sie viel an die frische Luft gehen, übertriebene Sonnenbäder meiden und sich öfter mal kalt waschen. Auch regelmässige Trockenbürstenmassagen – am besten jeden Morgen 5–10 Minuten – sind sehr zu empfehlen, denn sie regen die Blutgefässe unter der Haut an.

Akne, Hautunreinheiten

Bei allen Hautunreinheiten sollte man für eine leichte, reizlose Kost und eine *gute Verdauung sorgen*. Starken Kaffee soll man meiden. Die Behandlung der in den Entwicklungsjahren gehäuft auftretenden *Mitesser* erfordert viel Geduld. Sie sollte zugleich von innen und von außen erfolgen.

Reinigung von innen heraus

Zunächst ein paar innere Anwendungen:

Königskerzenblüten (Wollblume) 15 g
oder Königskerzenblätter 30 g oder
Stiefmütterchen (Blüte und Kraut) 30 g.
Mit 1 l kochendem Wasser übergießen, 5–10 Minuten ziehen lassen und abseihen. Von den Wollblumentees kann man täglich 3 Tassen, vom Stiefmütterchentee höchstens 2 Tassen trinken, da er leicht abführend wirkt. *Wichtig für Kräutersammler:* Das Gartenstiefmütterchen eignet sich nicht zur Verwendung als Heilkraut. Man nimmt hierfür das Acker- oder auch das Wiesenstiefmütterchen.

Schafgarbenkraut,
Johanniskraut
werden zu gleichen Teilen gemischt. Man nimmt 1 Handvoll für einen Aufguß mit $^1/_2$ l kochendem Wasser. 10–15 Minuten ziehen lassen und abseihen. Täglich 2 Tassen trinken.

Auch die bekannten Tees aus Holunderblüte oder Lindenblüte oder Pfefferminze oder Melisse leisten bei Akne gute Dienste, weil sie *blutreinigend und leicht schweißtreibend* wirken. Die Zubereitung ist bei allen vier Tees die gleiche: Man nimmt 2 Teelöffel auf 1 Tasse kochendes Wasser. 10 Minuten ziehen lassen, abseihen.

Nicht mit bloßen Händen berühren!

Bei allen äußeren Anwendungen muß man auf *peinliche Sauberkeit* achten. Mitesser möglichst nie mit den bloßen Händen berühren. Zum Einreiben· und für Kompressen *sterile Mulläppchen oder Wattebäusche* benutzen. Hier das Rezept für eine selbstgefertigte Salbe:
Frisches Hammelfett 10 g
wird im Wasserbad geschmolzen.
Alkohol (90%) 1 Eßlöffel,
Schwefelpulver 1 Eßlöffel,
Schmalz 1 Eßlöffel
unter das Hammelfett mischen. Mit der gewonnenen Salbe die betroffenen Stellen ein- bis zweimal täglich einreiben.
Dampfbäder mit Heublumen können auch Besserung bringen. Sie sind auf Seite 50 beschrieben. Oder man macht *Zinnkraut-Umschläge:*
2 Handvoll Zinnkraut werden mit 2 l Wasser überbrüht. Eine Viertelstunde ziehen lassen und abseihen. Die Umschläge werden warm auf die Haut aufgelegt.

Augenpflege

Müden und überanstrengten Augen kann man durch ein Augenbad wieder Glanz und Frische geben. Besorgen Sie sich in der Apotheke ein *Augenbadewännchen*. Für das Bad empfehle ich einen Aufguß aus Kamillenblüte oder Kornblumenblüte oder Honigklee. Nehmen Sie 1 Eßlöffel auf $1/2$ l kochendes Wasser. Nach dem Überbrühen 10–15 Minuten ziehen lassen und gut durchseihen. Abkühlen lassen und dann das Wännchen mit dem Aufguß füllen und über die Augen stülpen. Mehrmals täglich wiederholen.

Jeden Morgen 5 Minuten Augen baden

Oft hilft auch ein *Spitzwegerich-Aufguß*. Eine Handvoll Blätter mit 1 l kochendem Wasser übergießen, 5–10 Minuten ziehen lassen und absieben. Jeden morgen 5 Minuten lang die Augen damit baden. Ist die *Bindehaut entzündet*, kann man Kompressen mit folgendem Aufguß machen: Kornblumenblüten, Spitzwegerichblätter, Kamillenblüten und Eisenkrautblätter zu gleichen Teilen mischen. Pro Tasse Wasser braucht man für eine Aufkochung 3 Finger voll. Kurz ziehen lassen, absieben und nach dem Abkühlen der Flüssigkeit *feuchte Kompressen* machen. Etwa 15 Minuten einwirken lassen. *Wichtig: Bei Anwendungen am Auge darf die Flüssigkeit keine festen Rückstände enthalten.*

Fettleibigkeit

Ich möchte hier keine Vorschläge für eine
Schlankheitsdiät machen, deren gibt es genug.
Selbstverständlich muß jeder, der Übergewicht
hat, weniger und richtiger essen. Die nachstehenden Rezepturen und Ratschläge sind als *begleitende Maßnahmen* gedacht.

Teemischung:
Zinnkraut 6 g,
Rosmarinblätter und -blüten 6 g,
Wermutblätter 3 g,
Petersilie 3 g,
Schlehdornblüten oder -blätter 3 g.
Die Mischung wird mit 1 l kochendem Wasser
übergossen. 5–10 Minuten ziehen lassen, dann
abseihen. Man trinkt täglich mehrmals eine
Tasse in kleinen Schlückchen.

Noch ein Ratschlag für Übergewichtige: Nach
dem Mittagessen eine Tasse *Johanniskrauttee*
(S. 80) oder eine Tasse *Fencheltee* trinken. Es
ist auch empfehlenswert, vor dem Essen etwas
rohes Sauerkraut oder *1–2 Eßlöffel Sauerkrautsaft* zu sich zu nehmen.

Und nun noch ein *Tip für diejenigen, die zuneh-
men wollen*: frischen Rahm, Eigelb und Zimt-
wasser – Mengen nach Geschmack – mischen
und täglich zwei- bis dreimal 1–3 Eßlöffel voll
nehmen.

Fußpflege

Bei müden Füßen hilft ein warmes Fußbad, dem man eine Handvoll Salz beifügt. Gut ist auch *ein Schuß Zitronensaft.*

Sind Ihre *Füße geschwollen*, können Sie Umschläge mit *Kopfsalatblättern* oder auch mit *Huflattichblättern* machen. Blätter auf die Füsse legen und mit Leinenlappen umwickeln.

Auch *Essigwasserumschläge* sind hilfreich. Man gibt einen Schuß Essig in 1 l Wasser, tränkt darin ein Leinenläppchen, drückt es leicht aus und wickelt es um Fuß, Wade oder Knöchel. Darüber wird ein Handtuch gebunden.

Ich empfehle bei geschwollenen Füßen auch ein Bad mit *Farnkrautwurzelabsud.* Pro Liter Wasser nimmt man 1 Handvoll kleingeschnittene Farnkrautwurzeln (*Achtung, die Wurzel des Farnkrauts ist giftig! Gummihandschuhe tragen!*) kocht sie etwa 1/2 Stunde lang und seiht ab.

Wer zu geschwollenen Füßen neigt, sollte öfters *Tee von Johanniskraut und Zinnkraut* trinken.

Man mischt die Kräuter zu gleichen Teilen und nimmt 3 Finger voll für 1 Tasse kochendes Wasser. 10 Minuten ziehen lassen, abseihen.

Gegen *Hühneraugen* rate ich Ihnen ein allabendliches Fußbad in heißem Seifenwasser und anschließend folgenden *Umschlag*: 1 Handvoll Zinnkraut und Efeublätter mit 1 l Wasser 10 Minuten lang kochen. 5–10 Minuten ziehen lassen und abseihen. Leinentücher im Sud tränken und als Umschlag verwenden.

Gesichtspflege

Den natürlichen Alterungsprozeß kann man nicht verhindern, aber man kann doch *gegen die Faltenbildung* vorbeugende Maßnahmen ergreifen und auch schon bestehende Falten mildern. Dabei tut die Gurke ausgezeichnete Dienste. Man wendet sie innerlich und äußerlich an.

Gurke macht schön

Eine Salatgurke kleinreiben, das Mus in einem Leinentuch auspressen. Diesen Saft trinkt man einmal wöchentlich.
Mit Gurkensaft tränkt man ein sauberes Leinenläppchen und tupft mit ihm das Gesicht ab. Man kann auch ganz vorsichtig die Haut abreiben. Noch einfacher ist es, ein Stück Gurke zu nehmen und damit das Gesicht *sanft zu massieren*. Wichtig ist, daß Sie sehr behutsam vorgehen und nicht ziehen oder drücken.

Vergessen wir auch nicht das alte Hausmittel: *Gurkenscheiben aufs Gesicht legen* und 20–30 Minuten einwirken lassen.

Gegen *aufgesprungene Haut* hilft folgende Teemischung:
Hagebutten,
Schafgarbenkraut,
Zinnkraut
zu gleichen Teilen mischen. Von dieser Mischung 3 Finger voll mit 1 Tasse kochendem Wasser

übergießen. 10–15 Minuten ziehen lassen und abseihen. Morgens nüchtern und abends je 1 Tasse trinken.

Wenn Sie unter einer *geröteten Nase* leiden, sollten Sie über Nacht *Essigwasserumschläge* machen. Man nimmt einen guten Schuß Essig auf 1 l Wasser.

Wirksam ist auch der folgende Tee:
Brennesselblätter,
Hagebutten,
Zinnkraut
zu gleichen Teilen mischen. 1 Handvoll mit 1 l kochendem Wasser überbrühen, 10–15 Minuten ziehen lassen und abseihen. Mehrmals täglich 1 Tasse trinken.

Aufgesprungene oder spröde Lippen kann man mit frischem Rahm bestreichen.

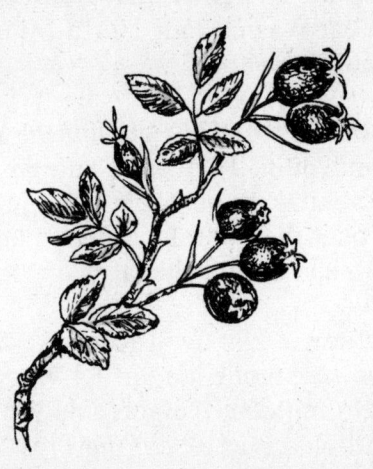

Hautprobleme

Bei *Sonnenbrand* wirken kalte Milchkompressen
lindernd. Besonders gut eignet sich Buttermilch.
Sehr zu empfehlen ist auch das Einreiben mit
Johanniskrautblütenöl.

Kleiebad
gegen Hautjucken

Gegen *Hautjucken* helfen Kleie-Vollbäder. Man
nimmt ¹/₂ Pfund Kleie für ein Bad und gibt
noch einen Schuß Essig dazu. Kleie trocknet die
Haut aus, deshalb sollte man sie nach dem Bad
wieder leicht einfetten.

Statt Kleie kann man dem Bad auch einen *Auszug aus Lindenblüten oder Zinnkraut* zusetzen.
In beiden Fällen übergießt man 1 Handvoll mit
1 l kochendem Wasser, läßt 10–15 Minuten ziehen und seiht dann ab.

Gegen Frostbeulen helfen Heublumen. Man
kocht 1 Handvoll in 1 l Wasser auf, läßt die
Flüssigkeit abkühlen und badet dann je nachdem
die Hände oder die Füße 15 Minuten lang in ihr.
Das macht man eine Woche lang.

Oder man kocht 2 Handvoll Königskerzenblätter
oder -blüten ¹/₂ Stunde lang in 1 l Wasser, seiht
ab und macht mit dem Aufguß eine Woche lang
jeden Abend *Kompressen auf die Frostbeulen.*

Walnußblätter helfen

Gegen *Blasen an den Füßen,* wie man sie sich
nach langen Wanderungen oder in zu engen
Schuhen holt, helfen *Umschläge mit Walnuß-
blättern:* 25 g Nußblätter werden 20 Minuten
lang in $^1/_2$ l Wasser gekocht. Man tränkt Leinenläppchen in der abgeseihten Flüssigkeit und
legt sie auf die Blasen auf.

Mundgeruch

Schlechter Mundgeruch kann die verschiedensten Ursachen haben, z.B. auch auf eine Erkrankung des Magens oder der Luftwege hinweisen. Man sollte deshalb auch bei dieser Erscheinung *den Arzt befragen.*

Geruchsmildernde Wirkung haben folgende Auszüge:
Lorbeerblätter 20 g,
Eukalyptusblätter 20 g,
Fenchelsamen 20 g,
Anissamen 30 g,
Kümmelsamen 20 g,
Pfefferminzblätter 30 g
werden mit 1 l Süßwein und 200 g reinem Alkohol übergossen. 10 Tage lang an einem warmen Ort stehen lassen. Dann durchseihen. Von der Flüssigkeit dreimal täglich 1 Likörglas nach dem Essen trinken.

Safrannarben 2 g,
Nelkenpulver 3 g,
Eukalyptusblätter 10 g,
Wacholderbeeren, zerdrückt 5 g
8 Tage lang in einem Gefäß mit 200 g reinem Alkohol ziehen lassen. Abseihen. Nach jeder Mahlzeit 20 Tropfen auf ein Stück Zucker nehmen.

Noch ein Tip: *Ab und zu eine Wacholderbeere kauen.* Aber nicht schlucken!

Schweißbildung

Schweißbildung sollte wirklich nur dann bekämpft werden, *wenn sie im Übermaß auftritt.* Die normale Schweißbildung ist ein natürlicher und sehr gesunder Vorgang, für den das übliche Waschen völlig genügt. Hier ein paar Rezepturen gegen übermäßige Schweißabsonderung:

Achselschweiß:
Eichenblätter und Zinnkraut,
zusammen 1 Handvoll in 1 l Wasser zum Kochen bringen. 10 Minuten ziehen lassen und abseihen. Damit häufig die Achselhöhlen waschen.

Salbei hilft!

Schwitzhände:
Salbei- oder Wermutblätter
je 1 Handvoll mit $1/2$ l kochendem Wasser überbrühen, 10 Minuten ziehen lassen, durchseihen. Mehrmals täglich die Hände heiß baden.

Fußschweiß:
Salbeiblätter und -blüten,
Schafgarbenkraut,
Wermutblätter,
Königskerzenblätter (Wollblume),
Tausendgüldenkraut,
Johanniskraut
zu gleichen Teilen mischen und 1 Handvoll dieser Mischung mit 1 l kaltem Wasser aufkochen, kurzen ziehen lassen und abseihen. Abends 1–2 Tassen trinken.

Schuppen, Haarausfall

Eine gute Wirkung auf die Kopfhaut hat die
Brennessel, denn sie steigert die Durchblutung
und desinfiziert. Wenn Sie an Schuppen leiden,
versuchen Sie es einmal mit folgender Kur:
3 Eßlöffel kleingeschnittener Brennesselwurzeln
werden in 1 l kaltem Wasser angesetzt und zum
Kochen gebracht. Danach noch kurz ziehen lassen und abseihen. Mit diesem Auszug, den man
sich jedesmal aufs neue frisch herstellt, werden
die Haare regelmäßig gewaschen.

Man kann sich auch ein *Kopfwasser aus Brenn-
nesselextrakt* und folgenden Zugaben, die man
alle in der Apotheke bekommt, herstellen:
Brennesselextrakt 15 g,
Klettenextrakt 5 g,
Lavendelessenz 2 g
mit 100 g Alkohol (90%) und 100 g Rosenwas-
ser zusammenmischen. Morgens *in die Kopfhaut
einmassieren.*

Veilchen gegen Schuppen

Ein gutes *Schuppenmittel* liefert uns auch das
Veilchen. Man läßt 30 g Veilchenblüten oder
-blätter in $^1/_2$ l Wasser 24 Stunden ziehen und
kocht den Auszug dann kurz auf. Mit der abgeseihten Flüssigkeit macht man eine Haarwäsche.
Es empfiehlt sich, eine Weile lang diese Prozedur
täglich durchzuführen.

Fördert Haarwuchs:
Klettenwurzel

Bei *beginnendem Haarausfall* kann man es mit folgendem Kopfwasser versuchen:
30 g frische Klettenwurzeln werden in 1 l kaltem Wasser zum Kochen gebracht. Ziehen lassen, durchseihen und 1 Eßlöffel reinen Alkohol (90%) zugeben. Mit dieser Flüssigkeit wird die Kopfhaut morgens und abends *zur Förderung des Haarwuchses* eingerieben.

Und hier noch ein weiteres *Einreibemittel* gegen Haarausfall:
Rum (40%) 10 Eßlöffel,
Olivenöl 5 Eßlöffel,
1 Eigelb
miteinander verquirlen. Mit dem Brei wird die Kopfhaut *zweimal wöchentlich massiert*. Am besten über Nacht einwirken lassen und das Haar am nächsten Morgen mit einem Shampoo waschen.

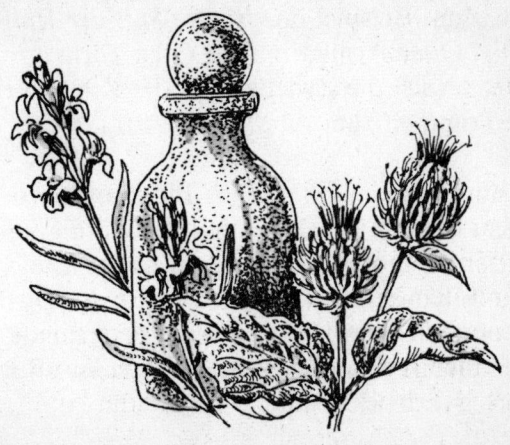

Warzen

Die Behandlung ist oft sehr langwierig, manchmal auch wenig erfolgreich. Auch die Ärzte räumen ein, daß seelische Beeinflussung wie das sogenannte Besprechen die besten Erfolge bringt.

Viel Geduld ist nötig

Hier eine Reihe von Maßnahmen, die helfen können. Wichtig ist aber, daß man Geduld hat und die Behandlung nicht vorzeitig abbricht.

Warzen mit *Essigessenz* abtupfen. Oder mit einem Brei von Mehl und Essig bestreichen, um den man einen kleinen Umschlag macht. Das kann man auch mit der *Rinde junger Nußbaumäste* machen, die man in einem Mörser zu einem Brei zerstoßen hat.

Zum Betupfen oder Bestreichen eignen sich die verschiedensten Mittel, die man ausprobieren muß. Zum Beispiel der *frische Saft der Ringelblume*. Oder Arnikatinktur. Oder Eichenrindentee. Auch die Zwiebel und die Knoblauchzehe kommen zum Abreiben in Frage.

Und noch einen Tip will ich Ihnen nicht vorenthalten, obwohl er ein wenig merkwürdig klingt: Die Warze morgens, solange man noch nüchtern ist, mit dem eigenen Speichel betupfen. Das 2–3 Wochen wiederholen, wobei die betreffende Stelle nicht gewaschen werden darf. Wenn man Glück hat, trocknet die Warze dadurch ab.

Schwester Bernardines Leib- und Seelentröster

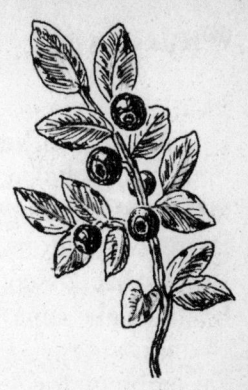

»Wasser des Lebens«, aqua vitae, hieß der Branntwein im Mittelalter. Er wurde den Kranken als Medizin und Stärkungsmittel gereicht und häufig mit allerlei Kräutern oder Obstauszügen angereichert. Auch heute noch sind Kräuterbitter und Kräuterliköre beliebte Hausmittel bei Magenbeschwerden und Schwächezuständen, bei Appetitlosigkeit und Nervosität, bei Erkältung und Bronchialkatarrh.

Leider wissen nur die wenigsten, wie leicht man sich aus Kräutern, Beeren und Trinkbranntwein, also praktisch allen Schnäpsen vom Weinbrand bis zum Obstwasser, Korn oder Gin selbst die herrlichsten Liköre bereiten kann. Auch Kräuter- und Obstweine kann man sich selber ansetzen. Einige bewährte Rezepte finden Sie auf den folgenden Seiten.

Aber nehmen Sie nicht die billigsten Spirituosen und Weine; Fuselöle und chemische Restbestände im Wein beeinträchtigen nicht nur den Wohlgeschmack der hochprozentigen Medizin, sondern auch ihre Heilwirkung.

Enzianwein

In 1 l Rotwein oder Weißwein geben Sie:
Enzianwurzeln, zerkleinerte 60 g,
Grapefruitschalen, zerschnittene (ungespritzt) 20 g,
Weidenrinde 20 g,
Brennesselblätter 20 g.
Das Ganze lassen Sie in einem festverschlossenen
Einmachglas eine Woche lang ziehen und sieben
es dann ab.
Zu empfehlen gegen *Blutarmut*. Vor jeder
Mahlzeit 1 Likörglas trinken.

Kamillenwein

Weißwein 1 l,
Kamillenblüten 20 g,
Würfelzucker 20 Stück
läßt man in einem festverschlossenen Glas etwa
1 Monat lang ziehen. Den Ansatz ab und zu
schütteln, damit sich der Zucker auflöst. Es ist
ratsam, schon nach 8 Tagen zu probieren. Sobald die Flüssigkeit Ihrem Geschmack entspricht,
kann sie durchgeseiht werden.
Je länger man den Wein danach in festverschlossenen Flaschen stehen läßt, desto besser.

Variation: 5 Gewürznelken, 1 kleines Stückchen
Enzianwurzel und 1/4 l Branntwein zugeben.
Empfohlen bei *Magenbeschwerden*. Vor jedem
Mittagessen kann man 1 Glas Wein trinken.
Achtung: *Schmeckt bitter!*

Himbeerlikör

5 Pfund Himbeeren in
1 l Rotwein oder Most
24 Stunden ziehen lassen.
Pro Liter Flüssigkeit 2¹/₂ Pfund Zucker zugeben,
zum Kochen bringen und vom Herd nehmen.
Nach dem Abkühlen durch ein Seihtuch pressen.
Der Himbeerlikör ist dann gleich trinkfertig.
Empfohlen zur Stärkung von *Herz und Kreislauf.*

Holunderlikör

Füllen Sie eine Literflasche halbvoll mit reifen
Holunderbeeren und dann mit Obstschnaps oder
Tresterschnaps auf. Nun stellen Sie die Flasche
in die Sonne oder an einen warmen Ort. Nach
einem Monat den Saft durchseihen. Kochen Sie
nun 125 g Zucker in ¹/₂ l Wasser, geben Sie Saft
und Zuckerwasser zusammen und rühren Sie
um. Der Likör ist fertig.
Zu empfehlen bei *Erkältungen, Heiserkeit,
Bronchitis und Blutarmut.*

Johannisbeerwein

Ein Einmachglas (1 l) füllt man zur Hälfte mit
schwarzen Johannisbeeren und gibt 2 Sternanis
dazu. Dann wird mit Tresterschnaps (oder
Obstschnaps, Korn, Gin) aufgefüllt. Die Mi-

schung läßt man einige Monate lang ziehen, löst
125 g Zucker in ¹/₂ l Wasser auf, schüttet alles
zusammen, siebt ab und füllt den Wein in Flaschen.
Zu empfehlen bei *Grippe, Magenbeschwerden,
Blutarmut* und als allgemeines *Stärkungsmittel.*

Johanniskrautlikör

Branntwein (40–50%) 2 l,
Johanniskrautblüten, getrocknete 80 g,
Zitronen, kleingeschnitten, 2 Stück
läßt man im festverschlossenen Glas 14 Tage in
der Sonne oder auch nur in der Wärme ziehen.
Dann siebt man die Flüssigkeit ab, gibt 150 g
Zucker dazu, schüttelt kräftig, bis sich der Zuk-
ker aufgelöst hat.
Empfohlen gegen *Appetitlosigkeit.* Man nimmt
vor dem Essen ein halbes Glas.

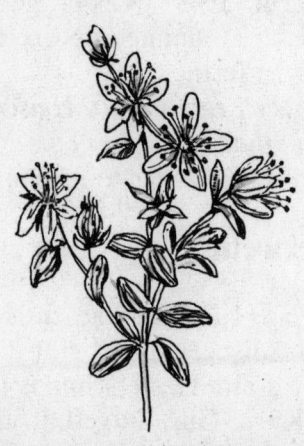

„Malaga"

40 grüne Walnüsse kleinschneiden. (Plastik-
handschuhe anziehen, sonst verfärben sich die
Finger!)
Mit
2 Pfund Zucker,
5 l altem Rotwein und
$^1/_2$ l Branntwein (40–50 %)
in einem großen Glasgefäß 40 Tage lang, eventuell auch länger, in der Sonne stehen lassen.
Abseihen.
In Südfrankreich pflückt man die grünen Walnüsse traditionsgemäß am 24. Juni, dem Jo-
hannistag. In unseren Breiten sollte man mindestens bis *Ende Juli* damit warten, sonst wird der
»Malaga« zu bitter.
Zu empfehlen als *Stärkungsmittel*. Täglich ein
Likörglas voll trinken.

Rautenliför

2 Handvoll Rautenblätter müssen mindestens
2 Monate lang in
1 l Tresterbranntwein (oder Obstschnaps, Korn,
Gin usw.)
ziehen. Dann abseihen.
Zu empfehlen bei *nervösem Herzklopfen*. Man
nimmt 20 Tropfen auf einem Stück Zucker oder
10–12 in einer Tasse Tee.

Nußlikör

10 grüne Walnüsse kleinschneiden und mit
1 l Obstschnaps oder Branntwein (40–50%)
6 Wochen lang in einem festverschlossenen Glas
in der Sonne ziehen lassen. Danach abseihen,
125 g Zucker mit 1 l Wasser zu Sirup kochen
und dazugeben. Den Likör noch ein paar Tage
stehen lassen.

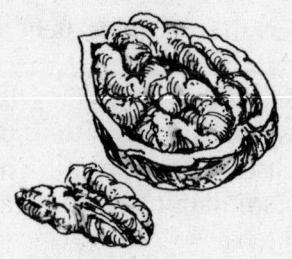

Variation: Den Nüssen und dem Obstschnaps
fügt man noch 1 Zimtstange zu. Statt mit Wasser kocht man den Zucker in 2 l Rotwein einmal
kurz auf und läßt alles zusammen noch 14 Tage
ziehen.
Zu empfehlen bei *Völlegefühl* und *Magenbeschwerden.* 1 Eßlöffel voll nehmen.

Pfirsichlikör

100 grüne, schöne Pfirsichblätter werden gewa-
schen und getrocknet. Man gibt sie mit 300 g
Zucker in ein Einmachglas (1 l) und füllt mit
Rotwein auf. Glas schließen und einen Monat

lang in die Sonne oder in die Wärme stellen.
Nach dem Abseihen ist der Likör dann trinkfertig.
Empfohlen zur Förderung der *Verdauung*. Bei
Bedarf vor dem Essen ein Likörglas voll trinken.

Rosmarinwein

5 Eßlöffel Rosmarin läßt man in
1 l trockenem Weißwein
4–5 Tage in einer Flasche ziehen. Öfter schütteln. Durch ein Tuch seihen. Man kann ihn aber
auch schon nach 2 Tagen trinken, wenn man jeweils die gewünschte Menge aus der Flasche
durch ein Tuch oder Haarsieb gießt.
Empfohlen bei *Herzbeschwerden, Kreislaufstörungen* und *Wassersucht*. Wirkt harntreibend
und abführend. Der Wein ist auch bei *Blutarmut*
und *Appetitlosigkeit* ein gutes Mittel. Man trinkt
täglich 1–2 Likörgläschen voll.

Salbeiwein Nr. 1

100 g Salbei läßt man in
1 l Malaga
8 Tage lang ziehen.
Empfohlen bei *Appetitlosigkeit*. Von dem abgesiebten Wein trinkt man vor jeder Mahlzeit
1 Likörgläschen voll.

Salbeiwein Nr. 2

1 Handvoll Gartensalbei in 1 l Weißwein
4–5 Tage ziehen lassen, dann abseihen.
Empfohlen bei *Erkältung* und *Grippe*. Morgens
und abends 1/4 Glas voll trinken.

Tannenspitzenlikör

1 Handvoll Tannenspitzen gibt man mit
125 g Kandiszucker
in ein Einmachglas (1 l) und füllt mit Schnaps
auf. Einen Monat lang an der Sonne oder in der
Wärme ziehen lassen und dann abseihen.
Ein gutes Mittel gegen *Bronchitis und Husten*.
Über den Tag verteilt 4–5 Eßlöffel nehmen.

Tausendgüldenkrautwein Nr. 1

Kamille 3 Finger voll,
Tausengüldenkraut 1 Prise,
Wermutblätter 1 Prise
mit einer halben zerschnittenen Orange (ungespritzt!) in ein Einmachglas geben und mit
1 Flasche Weißwein (0,7 l) auffüllen. 8–10 Tage
ziehen lassen, durchseihen.
Zu empfehlen bei *Appetitlosigkeit* und zur *Förderung der Verdauung*. Täglich 1 Tasse voll eß-
löffelweise nehmen.

Tausendgüldenkrautwein Nr. 2

60 g Tausendgüldenkraut in
1 l Weißwein
8 Tage ziehen lassen. Abseihen.
Ein gutes Mittel gegen *Appetitlosigkeit*. Vor jeder Mahlzeit 1 Likörglas voll nehmen.

Weißdornlikör

1 Handvoll Weißdornbeeren in
1 l Traubenschnaps (oder Branntwein, Korn,
Gin) mit
2 Stengel Melisse
8 Tage zugedeckt ziehen lassen. Dann abseihen
und in einem gut verschlossenen Einmachglas
mit 250 g braunem Zucker noch etwas ziehen
lassen.
Weißdornlikör ist ein gutes *Stärkungsmittel für
das Herz* und deshalb eine *Medizin für ältere
Menschen*. Man trinkt ihn nach Bedarf.

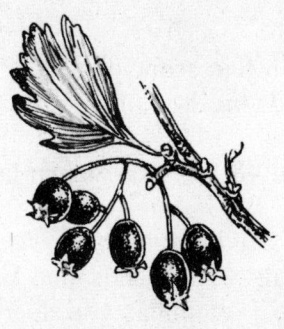

Wermutwein Nr. 1

1 Flasche weißer Bordeaux (0,75 l),
15–18 g Wermutblätter,
Pfefferminz und Rosmarin nach Geschmack
(mindestens 3 Finger voll)
8–10 Tage in einem verschlossenen Einmachglas
ziehen lassen. Abseihen und vor jeder Mahlzeit
1 Likörglas voll trinken.
Zu empfehlen bei *Durchfall, Koliken und Leberbeschwerden.*

Wermutwein Nr. 2

40 g kleingeschnittene Wermutblätter oder
-blüten und 1 l Weißwein
in einem verschlossenen Einmachglas 4–5 Tage
ziehen lassen. Dann abseihen. Zu empfehlen bei
Appetitlosigkeit. Vor dem Essen 1 kleines Weinglas voll trinken. Vorsicht: Wermut schmeckt
bitter!

Zwiebelwein

500 g Zwiebeln fein schneiden,
1 l Weißwein dazugeben und
150 g Honig.
Umrühren und 48 Stunden ziehen lassen.
Durchseihen.
Zu empfehlen bei *Leberbeschwerden.* Man trinkt
morgens, mittags und abends eine Viertelstunde
vor dem Essen 1 Weinglas voll. Der Zwiebelwein wirkt auch schleimlösend bei Husten.

Kräuter selbst sammeln und trocknen

Noch heute in meinem hohen Alter macht es mir immer wieder viel Freude, die Kräuter für meine Rezepte *selbst im Garten zu ziehen oder in der Natur zu sammeln,* sie zu trocknen und später dann für die verschiedenen Anwendungen zu mischen. Wenn Sie sich auch dieser schönen und dabei so nützlichen Beschäftigung hingeben möchten, sollten Sie ein paar *Grundregeln* beachten:

Abgase machen Kräuter unbrauchbar

Immer nur *frische und gesunde Pflanzen* sammeln. Was an Straßenrändern steht, ist durch *Abgase und Staub* als Heilkraut schon unbrauchbar geworden. Auch die Ränder von Äckern und Wiesen, die gerade mit *Kunstdünger oder Schädlingsbekämpfungsmitteln* bestreut wurden, sind kein idealer Sammelplatz. Schauen Sie sich vor dem Pflücken auch genau an, ob die

Pflanzen *frei von Pilz und Schimmel* sind, und lassen Sie alles stehen, was *fleckige oder von Schnecken und anderen Schädlingen angefressene Blätter* hat. Man muß auch darauf achten, daß man kein Gras oder andere Kräuter mitpflückt.

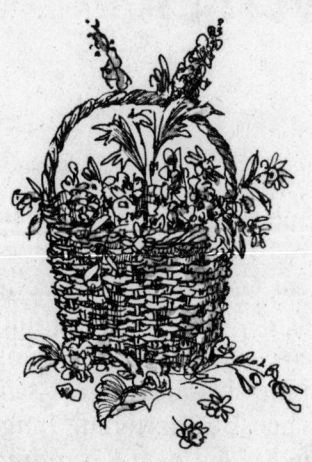

Halten Sie die *Naturschutzbestimmungen* ein. Und lassen Sie bitte an einer Sammelstelle immer noch etwas vom Pflanzenbestand stehen. Wenn Sie von einer Pflanze nur Blätter brauchen, pflücken Sie immer nur einen Teil der Blätter, so daß die Pflanze nicht eingehen und auch später noch Früchte und Samen bilden kann.
In welcher Jahreszeit man sammeln soll, ist von Pflanze zu Pflanze *unterschiedlich.* Im Rahmen dieser allgemeinen Hinweise kann man aber als *Grundregeln* nennen:
Kräuter und Blätter sowie ganze Pflanzen werden am besten zu Beginn der Blüte gesammelt.

Blüten natürlich in der Blütezeit, aber nicht zu spät, *Früchte und Samen* kurz vor der Vollreife, *Wurzeln* im Frühjahr oder im Herbst nach dem Abblühen.

Nur bei trockenem Wetter sammeln

An Regen- und Nebeltagen sollten Sie Kräuter überhaupt nicht sammeln, sondern *nur bei trockenem, sonnigem Wetter*, und zwar *am späten Vormittag* (beste Zeit für Blüten!), wenn der Tau getrocknet ist, *über Mittag oder am frühen Nachmittag*. Jede Nässe fördert die Schimmelbildung und entzieht der Pflanze wertvolle Stoffe. Nur *Wurzeln sammelt man morgens*, sie sind dann am gehaltvollsten.
Die Pflanzen nicht in Plastiktüten nach Hause tragen! Nehmen Sie einen luftigen, offenen Korb oder ein Leinensäckchen.

Immer im Schatten trocknen

Trocknen darf man Kräuter niemals in der Sonne, sondern *nur im Schatten*. Der Platz soll mäßig warm und vor Zugluft geschützt sein – aber ein ganz klein wenig Zug tut gut. Blütendrogen wie z.B. Johanniskraut und Ringelblume dürfen es auch nicht zu hell haben. Dachböden und trockene, nicht zu kühle Kellerräume sind sicherlich *die besten Trockenplätze*.

Ich sortiere die Pflanzen sofort, sobald ich vom Pflücken nach Hause komme, denn *man darf die Kräuter nicht durcheinanderliegend trocknen lassen*, weil sich sonst das Aroma vermischt. Außerdem ist es nachher schwer, die Pflanzenarten wiederzuerkennen, weil sie beim Trocknen ihr Aussehen stark verändern. Ich mache mir *Namenschildchen* für die einzelnen Kräuter.

Mit luftigem Abstand auslegen

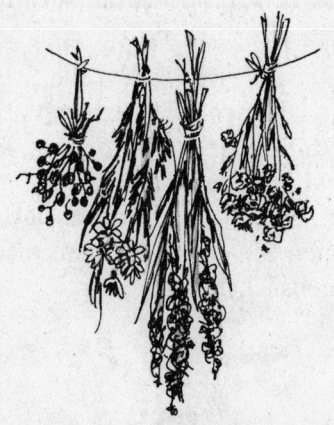

Zum Trocknen lege ich die Pflanzen (die niemals gewaschen werden dürfen!) *mit luftigem Abstand auf sauberem Papier* aus. Manche muß man vorsichtig mehrmals umwenden, damit sie rundum trocken werden. Deshalb sind Obsthürden, die mit Jute ausgelegt werden, noch besser, weil dann die Luft auch von unten herankommt und man sich das Umwenden ersparen kann.

Immer nur flach, also nur in einer Lage auslegen! Ganze Pflanzen oder Stengel kann man mit
den Köpfen nach unten *zu Sträußen gebunden*
aufhängen. Wurzeln werden von Erde befreit
und gegebenenfalls kleingeschnitten in einen offenen Pappkarton gelegt.

Zum Aufbewahren nach beendeter Trocknung
kann man *gut schließende Blechdosen oder ge-*
ruchfreie Pappkartons nehmen, die man mit Lö-
chern versieht, damit kein muffiger Geruch entsteht. Ganze Pflanzen kann man im Bündel
lassen und mit einem Jute- oder Nesselsäckchen
gegen Staub schützen. Sie sollten sich aber *mög-*
lichst nur einen Jahresvorrat schaffen, wenn auch
stark aromatische Heilpflanzen 2–3 Jahre ohne
allzu großen Wertverlust gelagert werden können. Kleingeschnitten werden die Kräuter möglichst erst vor dem Gebrauch.

Mit einfachen Kräutern anfangen

Auch beim Selbstherstellen von Kräutertee ist
noch kein Meister vom Himmel gefallen. Man
sammelt halt nicht nur Kräuter, sondern auch
Erfahrungen. Fangen Sie mit den einfachen Dingen an, am besten zunächst mit dem Anbau im
Garten, bevor Sie in der freien Natur sammeln:
Im Garten könnten Sie z. B. *folgende Pflanzen*
ziehen: Kamille, Melisse, Boretsch, Pfefferminze,
Thymian, Wermut, Königskerze (Wollblume),

Malve, Fenchel, Rosmarin, Lavendel, Salbei, Angelika, um nur einige zu nennen. Dann haben Sie gleich ein paar schöne Gewürze für die Küche. Und »draußen« könnten Sie vielleicht mit Johanniskraut, Schafgarbe, Holunder, Hagebutten und natürlich Brennesseln einen Anfang machen, ehe Sie sich an schwieriger zu bestimmende Pflanzen wagen. *Wenn Sie unsicher sind, nehmen Sie erst mal eine Probe mit* und zeigen Sie

Finger weg von giftigen Pflanzen!

sie Ihrem Apotheker oder einem Kräuterkundigen. Manche Pflanzen kommen in verschiedenen Arten vor, von denen aber nur eine als Droge wirksam ist. Und zum Schluß noch ein Rat: *Lassen Sie beim Sammeln lieber die Finger weg von giftigen Pflanzen!* Die sollte der Laie den Experten überlassen.

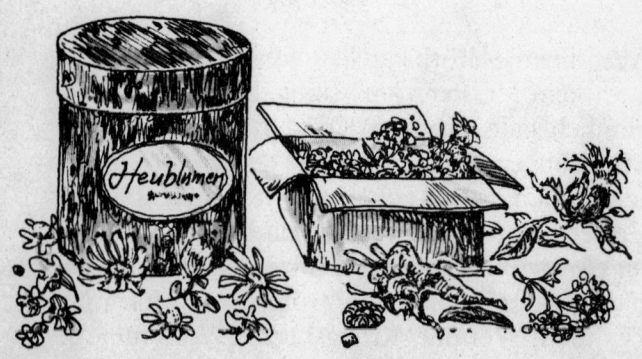